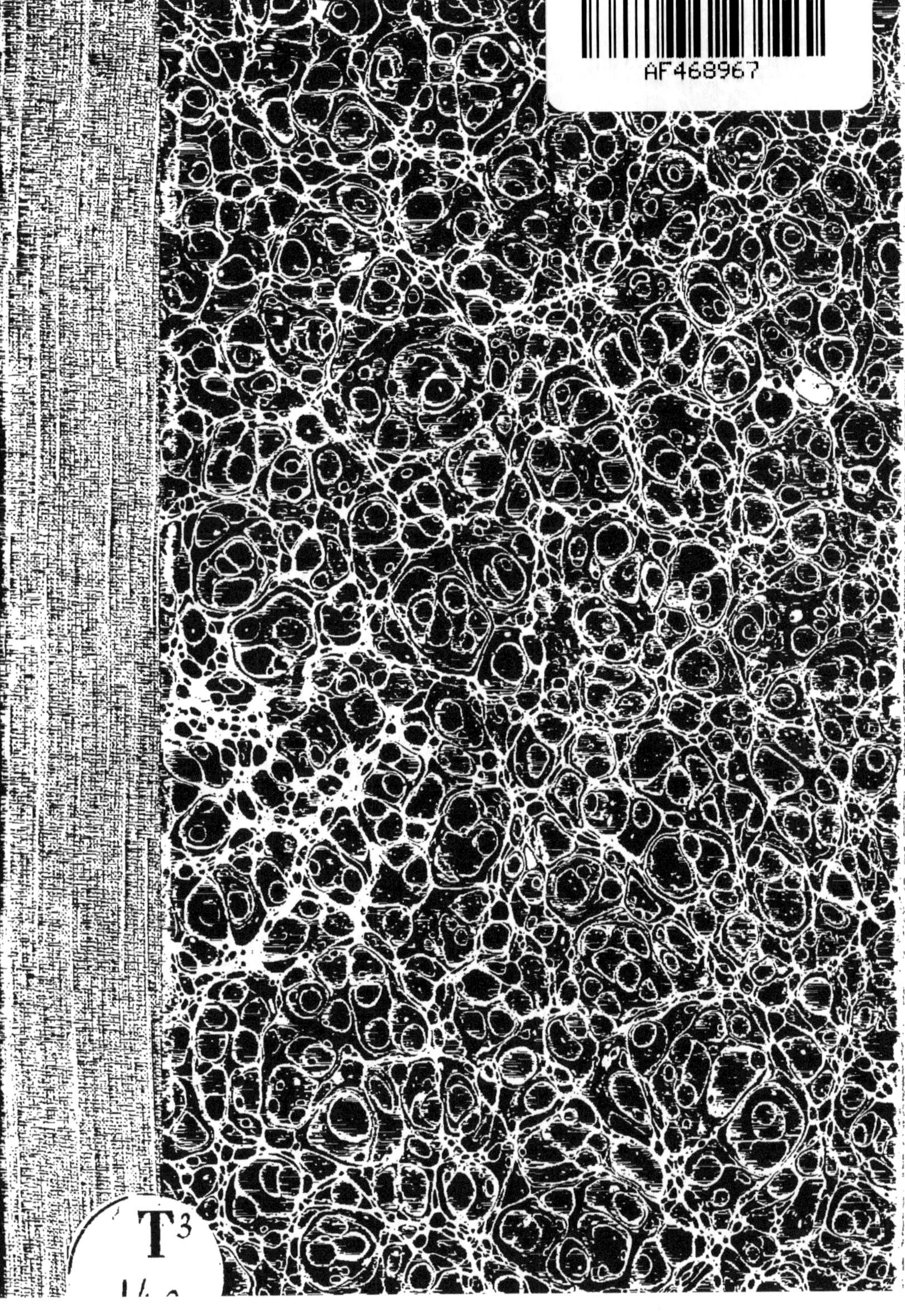
AF468967
T3

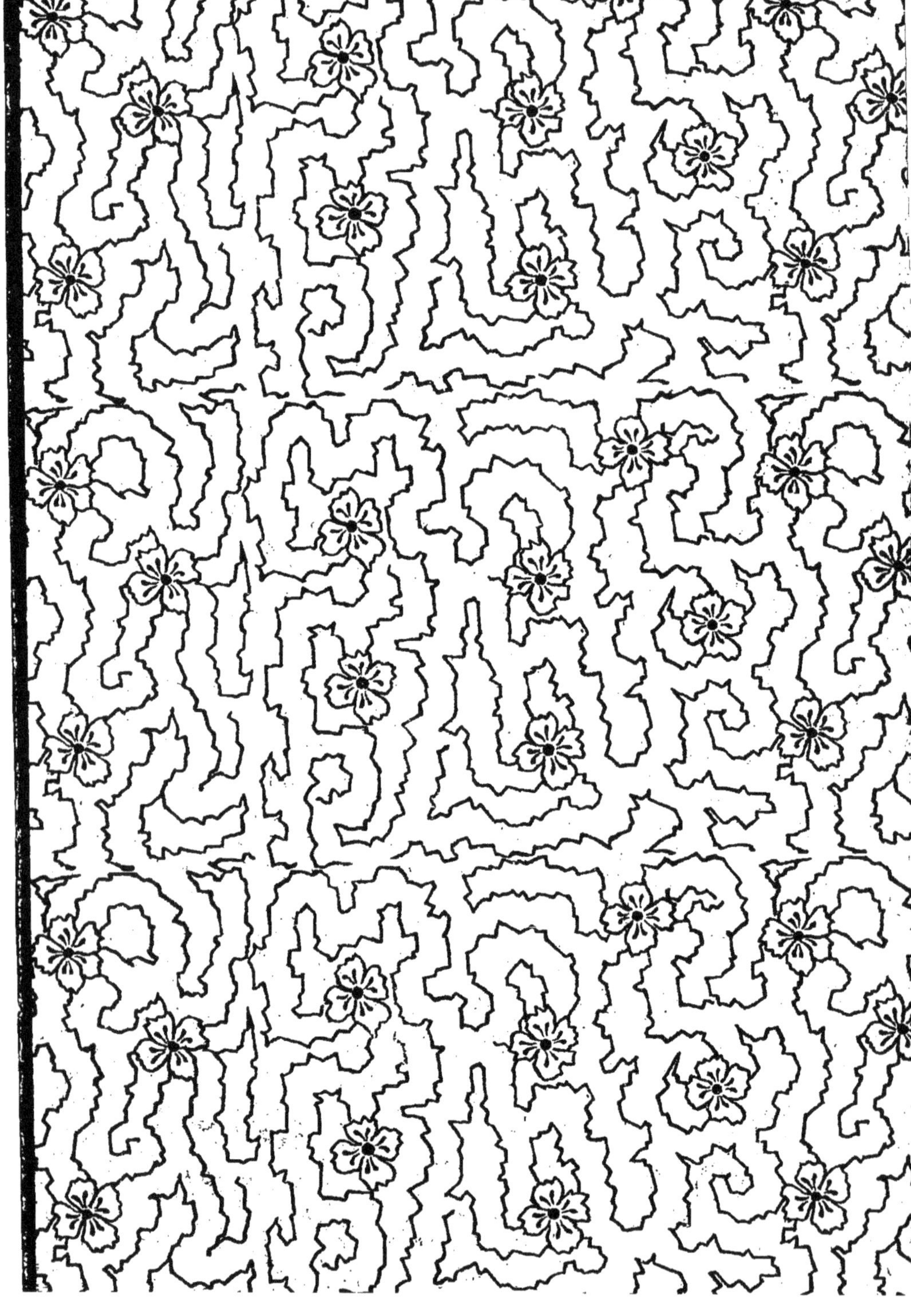

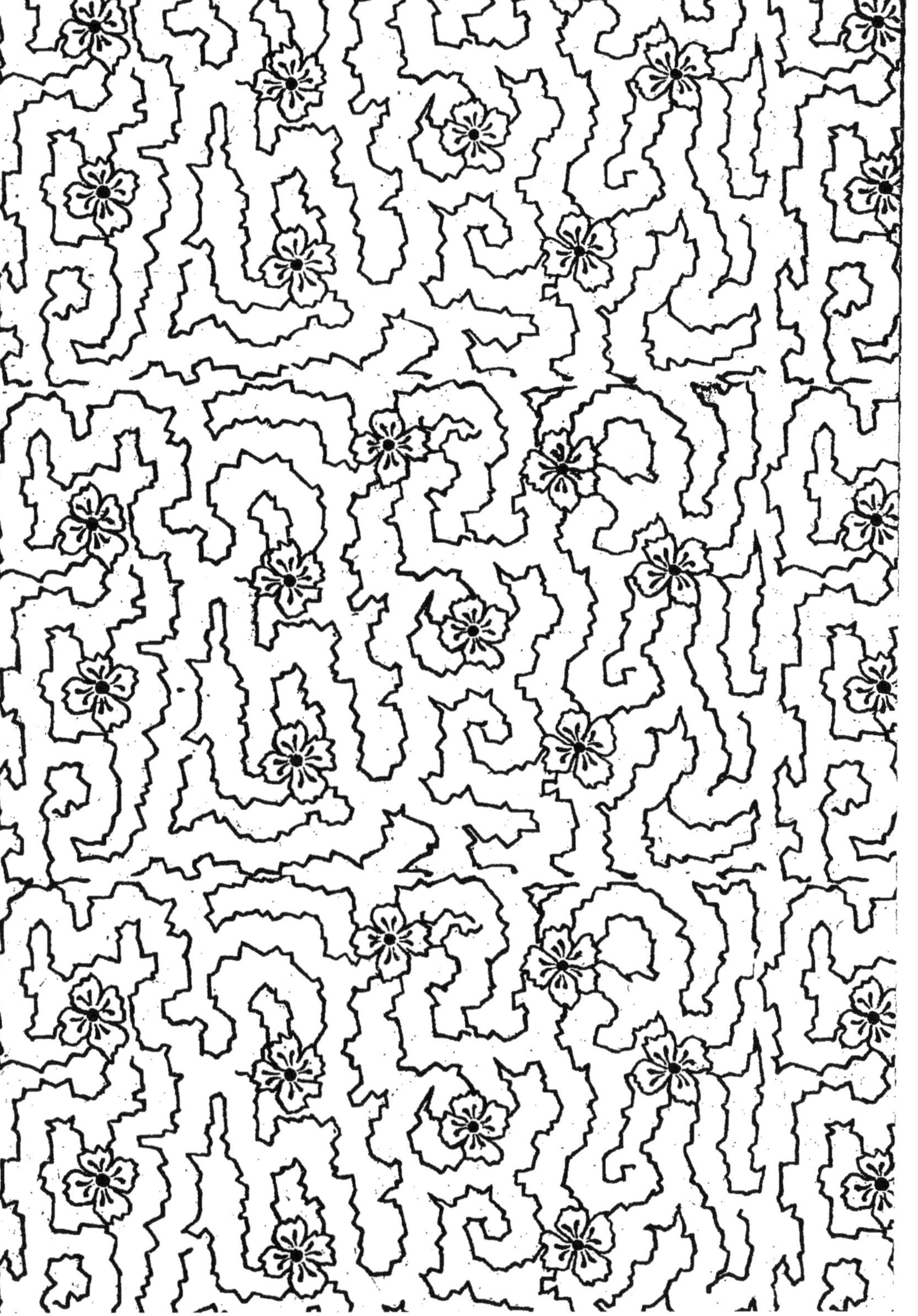

UNE MISSION SCIENTIFIQUE
EN RUSSIE

(*Notes et impressions de voyage*)

par Henri HUCHARD

DU MÊME AUTEUR

Traité des névroses, par A. Axenfeld et Henri Huchard, 2e édition, Paris 1883, chez Alcan éditeur, 1 vol. in-8o de 1.195 pages. Prix 20 francs.

Leçons de thérapeutique et de clinique médicales de l'hopital Bichat. — **Maladies du cœur et des vaisseaux**, par Henri Huchard, médecin de l'hôpital Bichat, 1 vol. in-8o de 917 pages Paris 1889, chez Doin éditeur. Prix, 16 francs.

UNE MISSION SCIENTIFIQUE

EN RUSSIE

(*Notes et Impressions de voyage*)

PAR

HENRI HUCHARD

Médecin de l'hôpital-Bichat

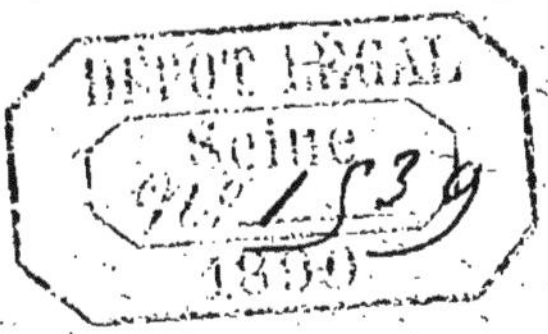

PARIS

Aux Bureaux de la REVUE GÉNÉRALE DE CLINIQUE ET DE THÉRAPEUTIQUE

66, Rue de Ponthieu, 66

1890

Paris. — Imp. Desembre, 326, rue de Vaugirard.

CHAPITRE PREMIER

ÉTUDES SUR LA MÉDECINE EN RUSSIE (1)

I

L'ENSEIGNEMENT MÉDICAL

Pour accomplir la mission scientifique qui nous a été confiée, en octobre 1888, par le ministre de l'instruction publique, à l'effet d'étudier l'état de la médecine et les progrès de la thérapeutique en Autriche, en Allemagne et en Russie, nous avons visité les hôpitaux, les laboratoires et les universités de ce dernier pays, tant à Moscou qu'à Saint-Pétersbourg. Il me paraît utile, dès maintenant, de jeter un coup d'œil général sur l'enseignement médical dans ces deux villes, en terminant par l'installation des hôpitaux.

Commençons par Moscou.

Le nombre des étudiants de cette grande Université était le 1er janvier 1888, de 1.218. Depuis trois ans en-

(1) La relation de notre mission en Russie comprend deux parties bien distinctes : 1° la partie *scientifique* ; 2° la partie *anecdotique* que l'on trouvera plus loin, à la page 51.

viron, ils sont astreints à porter l'uniforme composé d'une tunique verte à deux rangées de boutons et à col bleu, d'un pantalon vert foncé, d'une casquette de même couleur avec bande bleue ; ils ont aussi un uniforme de parade avec épée au côté. Ils sont tous sous la surveillance d'un inspecteur. Ils ont le droit de choisir leurs professeurs qu'ils paient comme en Allemagne et en Autriche, mais ils sont obligés de suivre régulièrement les cours. Le prix varie entre 75 kopecks par heure ou un rouble, et 25 roubles sont versés par eux tous les six mois à l'Université ; de sorte que leur instruction coûte 100 à 110 roubles par an (le rouble équivalait à 2 fr. 60 au moment où nous étions en Russie).

L'instruction est donnée, non seulement par les professeurs ordinaires (ou titulaires), par les professeurs extraordinaires, mais aussi par tous les privat-docent (professeurs agrégés), qui ne sont pas réduits au rôle de simples examinateurs. Les chefs de cliniques et les assistants sont également chargés d'instruire les élèves.

En France, les internes seuls ont le droit de faire la visite du soir. En Russie, ou du moins dans quelques services à Moscou, les internes (assistants), en bien plus grand nombre (5 à 8 par service), choisis parmi les plus dignes par le professeur, ont chacun une série de six à dix élèves, qui doivent venir tous les soirs à l'hôpital, pour examiner, sous la direction de chaque assistant, les malades nouveaux. Le lendemain ou les jours suivants, le professeur fait sa clinique sur un des malades qu'on a choisi ; celui-ci est transporté dans l'*auditorium* (salle de leçons cliniques) ; le chef de clinique est présent, ainsi que deux élèves qui ont pris des notes, et rédigé une longue observation. Le professeur voit le malade à son tour, discute le diagnostic, les indications thérapeutiques, il adresse de nombreuses questions aux deux élèves et relève leurs erreurs. De temps en temps, le chef de clinique est interrogé lorsqu'il y a matière à discussion, ou lorsque le cas présente quelques difficultés. C'est ainsi que j'ai vu les choses se passer dans les cliniques des professeurs *Zaccharine* et *Ostrooumoff*, à Moscou.

Il y a deux cliniques médicales : l'une pour les élèves de troisième année, l'autre pour les élèves plus avancés, de quatrième ou cinquième année. Dans la première division, le professeur a surtout mission d'initier les élèves au diagnostic des maladies communes, comme la pneumonie, la pleurésie, la fièvre typhoïde, etc. Dans la seconde, l'enseignement est plus élevé, on traite des questions plus difficiles, on aborde l'étude clinique des maladies moins connues, sans laisser pour cela de côté celles que l'on rencontre journellement. C'est ainsi que dans la clinique du professeur Ostrooumoff, nous avons vu un simple cas de pleurésie devenir l'objet de la discussion entre le maître et les élèves. Car, il ne faut pas l'oublier, la leçon clinique en Russie n'est pas un simple discours à périodes plus ou moins ronflantes, où le professeur a seul la parole ; il interpelle ses élèves, provoque leurs réponses, il insiste avec eux sur l'anamnèse, discute avec eux le diagnostic, la possibilité des complications, et institue le traitement d'après les indications thérapeutiques sur lesquelles il s'étend longuement. Ainsi, au sujet de cette pleurésie, nous l'avons entendu demander à ses élèves si elle était symptomatique d'une tuberculose en évolution, quelle était la nature du liquide, quelle était son abondance, et s'enquérir auprès d'eux si la ponction devait être pratiquée. — Dans la clinique du professeur Zaccharine, dont la méthode claire et précise m'a beaucoup frappé, il s'agissait d'une hépatite syphilitique, et nous avons vu ce maître éminent discuter avec ses élèves les difficultés de ce diagnostic, rejeter avec eux l'existence d'un carcinome, d'une cirrhose hypertrophique, d'un kyste hydatique, d'une hépatite simple, etc.

Dans nos cliniques, le professeur arrive à l'amphithéâtre avec un diagnostic *fait* à l'avance dans les salles où tous les élèves ne peuvent entendre à la fois la discussion du diagnostic à laquelle prennent part seulement les internes ou externes du service. Dans les cliniques russes, le professeur arrive avec un diagnostic *à faire*, et c'est ainsi qu'il peut initier tous les élèves sans exception — chefs de clinique, assistants ou simples étudiants en médecine, — aux difficultés de la pratique.

Il n'existe pas, à proprement parler, de professeur de thérapeutique; les élèves apprennent cette branche de la médecine en même temps que la clinique, et ils n'entendent que plus tard les grandes dissertations sur les médicaments, et sur les diverses médications.

Un professeur spécial (le professeur *Tscherinoff*) est chargé de l'enseignement de la clinique « *propédeutique* », qui n'a pas son analogue en France.

Il s'agit du diagnostic des maladies par la mensuration des organes, la percussion et l'auscultation, par l'emploi des divers instruments (sphygmographe, sphygmomanomètre, appareils électriques, etc.,) au maniement desquels tous les élèves sont exercés.

Le professeur Tscherinoff m'a conduit dans une salle où je n'ai pas été peu surpris de voir plusieurs groupes d'élèves réunis autour d'un des leurs dont ils percutaient les divers organes et marquaient leurs mensurations avec un crayon dermographique. Avant donc d'étudier les dimensions anormales des organes malades, les élèves s'exercent le plus sérieusement du monde à connaître les dimensions normales des organes sains. N'est-ce pas ainsi qu'on doit toujours procéder? Je sais bien que dans nos cliniques et dans nos services d'hôpitaux, cette étude n'est pas négligée ; mais, elle se fait presque toujours sans ordre et sans méthode, et l'on voit trop souvent des élèves qui abordent d'emblée l'étude de la clinique médicale sans connaître exactement l'état des organes qu'ils doivent examiner.

Pour l'anatomie pathologique, c'est encore la même chose. J'ai visité avec grand intérêt l'Institut d'anatomie pathologique dirigé par le professeur *Klein*, doyen de l'Université, avec l'assistance du Dr *Scherwinsky*, professeur extraordinaire.

Cet institut reçoit environ 250 cadavres par an de l'hôpital Catherine qui est tout proche, mais il en reçoit encore d'autres hôpitaux, et principalement de « l'hôpital des travailleurs » qui peut en fournir environ six cents. Comme pour la clinique, les élèves sont divisés en deux catégories : dans la première, ils apprennent pendant les 6e et 7e semestres de leurs études, l'anatomie pathologique *théorique* ; dans la seconde, un an après, ils font l'anatomie pathologique *pratique*. Entre ces deux périodes, ils sont chargés des autopsies dans les divers hôpitaux.

Dans une des salles de cet institut, nous voyons les étudiants travailler au microscope en groupes séparés et sous la direction d'un assistant. Ceux qui possèdent un microscope et qui sont plus avancés dans les études histologiques, peuvent travailler seuls dans le musée d'anatomie pathologique.

En voilà assez, ce me semble, pour démontrer que les élèves ne sont pas, comme dans nos facultés, livrés à eux-mêmes; ils sont au contraire admirablement dirigées, non seulement par les professeurs, mais aussi par les privat docent et les médecins des hôpitaux, par les chefs de cliniques et les assistants, qui tous concourent à ce but important : l'instruction des élèves.

Il n'y a pas, comme à Paris, des services *absolument improductifs* pour cette instruction. Tous les médecins des hôpitaux et surtout les privat-docent, sont professeurs, sans en avoir le titre officiel ; ils ont le droit et surtout le devoir de faire des leçons, d'instruire leurs élèves, et c'est ainsi que la Russie nous a beaucoup devancés dans l'institution *d'une sorte d'école de médecine des hôpitaux* (1) pour laquelle mon excellent ami, le Dr Bourneville, combat depuis plusieurs années, dont je suis partisan depuis longtemps, après lui, et dont je n'ai jamais si bien compris l'importance et l'utilité que depuis mon voyage à l'étranger.

Je réserve pour mon rapport au ministre de l'Instruction publique, d'autres renseignements importants sur l'Enseignement médical.

(1) A ce sujet, on m'a dit que j'avais été mal informé, et qu'en Russie, il n'existe pas « d'Ecole de médecine des hôpitaux ». Si le mot n'y est pas, *la chose y est*, cela suffit. Je maintiens donc mes affirmations à cet égard. En Russie — ou du moins à Moscou — j'affirme, une fois de plus, que dans les cliniques de Zaccharine et d'Ostrooumoff, les élèves sont instruits, non seulement par les professeurs, mais aussi par les privat-docent, les chefs de clinique, etc., et que *les élèves ne sont pas livrés à eux-mêmes* sans direction, comme en France.

II

LES HOPITAUX

Il y a en Russie deux sortes d'hôpitaux :

1° les hôpitaux de la ville, dépendant du Conseil municipal, comme ceux de Catherine et des Cliniques à Moscou, et ceux d'Obouchowska et de Kalinkinska à Saint-Pétersbourg ;

2° ceux qui, à titre de [fondations particulières, appartiennent le plus souvent à des sociétés philanthropiques.

Celles-ci sont très nombreuses, la charité en faveur des hôpitaux s'exerçant dans des proportions parfois colossales, malheureusement inconnues chez nous. C'est ainsi qu'ont été fondés les hôpitaux de la grande-duchesse Marie, des dames de la Croix rouge à Pétersbourg, et que de riches Moscovites en mourant ont laissé des fortunes de deux ou trois millions de roubles qui ont concouru pour la plus large part à l'érection des « Nouvelles Cliniques » de Moscou, dont la magnificence a été un sujet d'étonnement pour moi.

Avant de décrire ces grands hôpitaux, voyons comment ils sont administrés, comment se font le recrutement des malades et les consultations externes, quel est l'aspect général des salles.

a). — Chaque hôpital a un budget particulier, non seulement lorsqu'il dépend d'une société philanthropique, mais aussi lorsqu'il appartient à la ville. De plus, l'administrateur est toujours un médecin choisi parmi les plus anciens et même parmi les professeurs ; c'est ainsi que le

Dr *Novatsky* est à la fois professeur de clinique chirurgicale et directeur de l'hôpital Catherine à Moscou.

Ce mode d'administration qui réalise l'autonomie dans chaque hôpital est bien préférable à ce qui se passe chez nous. En effet, les hôpitaux en Russie sont plus riches *individuellement* que les nôtres, parce que leur budget ne va pas se perdre dans le grand... budget collecteur d'une administration centrale. Il ne se produit pas ce fait anormal que nous constatons tous les ans à Paris : certains hôpitaux ou services, pour des raisons multiples, sont absolument sacrifiés au profit d'autres hôpitaux ou services qui ont rapidement épuisé les faibles ressources financières dont l'administration centrale dispose, de sorte qu'au commencement d'une année, en février par exemple, la plupart des crédits étant déjà épuisés, il nous est impossible de rien obtenir (ceci dit, sans incriminer le bon vouloir si reconnu du Directeur de notre Assistance publique). De plus, les hôpitaux sont administrés plus médicalement, plus scientifiquement, parce qu'ils ont un médecin ou un chirurgien à leur tête. Celui-ci se rend mieux compte des besoins scientifiques du service, et il ne lui arrive presque jamais de répondre à une demande d'instruments et d'appareils faite par un de ses collègues, par le mot décourageant et sans réplique : *non possumus*.

b). — Le recrutement des malades dans les hôpitaux ne se fait pas à l'aide d'un bureau central, mais par l'intermédiaire des *ambulatoria* (hôpitaux de consultations) disséminés dans la ville. Quelques hôpitaux, comme la clinique de Villiers à Saint-Pétersbourg, et les hôpitaux de fondation particulière possèdent des ambulatoria importants.

Celui de l'hospice Saint-Georges qui me servira de modèle, parce qu'il est le plus considérable de tous, est composé de plusieurs salles très propres, très claires et suffisamment grandes ; chaque spécialité a un local à part, lequel consiste dans une chambre d'attente et un cabinet médical où les malades sont successivement introduits Dans ce cabinet se trouve un approvisionnement de médicaments tout prêts. Le médecin consultant, après avoir interrogé et examiné le malade, inscrit le diagnostic sur un registre spécial et donne la prescription qu'exécute immédiatement la sœur de garde en ayant bien soin d'expliquer aux malades le mode d'emploi. — Pour la chirurgie, les mêmes dispositions sont prises : les appareils de pansement sont préparés à l'avance, les instruments pour les opérations ou les explorations des organes, les machines électriques, les bandages, etc., sont à la disposition du chirurgien consultant. Dans ces conditions, il peut pratiquer quelques opérations, faire des pansements complexes ou difficiles, appliquer le traitement électrique, etc., sans envoyer les malades dans les salles. Au point de vue de l'importation si facile des maladies contagieuses dans l'intérieur d'un hôpital, cette mesure rigoureuse a une importance que tout le monde comprend. Il y a un corollaire naturel à cette mesure : les visites des personnes du dehors dans les salles affectées aux maladies contagieuses et infectieuses doivent être rigoureusement interdites.

Les consultations gratuites dans l'intérieur ou hors des hôpitaux sont des plus sérieuses, elles ne sont pas faites, comme chez nous, par les chefs de service, mais par des médecins spéciaux. J'ai vu à l'hôpital Saint-Georges le fonctionnement de ces consultations qui ont atteint en 1886 le chiffre presque fabuleux de 158,798, ce qui fait une moyenne de 435 malades par jour (et qui se sont abaissés en 1887 à 155,375). Chaque visite de consultant revient à 12 ou 13 kopecks (0,30 centimes environ), y compris les remèdes fournis gratuitement ; il en résulte que, dans cet hôpital, le service des consultations exige une dépense d'environ 20.000 roubles par an (50.000 francs).

Les consultations, à l'hôpital Saint-Georges, sont divisées en onze catégories ;

1º *Maladies internes* — 69,571 consultations en 1887. Elles ont lieu tous les jours excepté le lundi, et sont faites par dix médecins parmi lesquels je relève les noms de MM. Bogojavlevski, Podanovsky, Smirnoff, Koreneff, Pavloff, Mmes Pavlovskaja, et Trojanoff, etc.

2º *Maladies chirurgicales*. — 45.435 consultations (en 1887) qui ont lieu tous les jours ; 3.902 petites opérations pratiquées, en moyenne 12,5 par jour. Quatre chirurgiens parmi lesquels les Drs Zenenko, Sokoloff, etc.

3º *Maladies des yeux*. — 11.711 consultations ayant lieu tous les jours, par Mlle Ernroth (1).

4º *Maladies nerveuses*. — 8.012 consultations ayant lieu 3 fois par semaine ; 4 médecins (Drs Ouspensky Dechtereff, etc.).

---

(1). Mlle Ernroth (d'origine suédoise) ayant son diplôme de docteur, a étudié l'oculistique en Russie et à l'étranger, en France sous la direction des Drs Wecker et Landolt. Son ambulatorium, des plus importants, renferme deux lits pour les opérations urgentes. Elle demeure à l'hôpital Saint-Georges, tout en étant chargée de la consultation de deux autres hôpitaux, et c'est ainsi qu'en 1887, elle a pu donner 15.000 consultations, en moyenne 40 consultations par jour.

5° *Maladies des enfants.* — 6.571 consultations ayant lieu 2 fois par semaine; 5 médecins (Drs Peters, Viajlinski, etc.

6° *Maladies des femmes.* — 4.843 consultations ayant lieu 3 fois par semaine; 10 médecins (Drs Slavjanski, Zeidler, Ott, Boulatoff, Praksine, Mme Roumiansеff, etc.).

7° *Maladies éruptives.* — 3.932 consultations, 2 fois par semaine; 4 médecins (Sirsky, Zalenine, etc.).

8° *Maladies du larynx et du pharynx.* — 2.240 consultations, ayant lieu 2 fois par semaine; 3 médecins (Dr Nikitine, etc.).

9° *Maladies de l'oreille.* — 3.040 consultations, 2 fois par semaine; 2 médecins (Drs Prussac et Sokoloff).

10° *Maladies de la peau.* — 720 consultations (Drs Eltchine, Békarnitoff).

11° *Maladies des dents.* — (Drs Pavlinoff et Sewarts).

Ainsi donc, toutes les branches de la médecine et les spécialités sont représentées, sauf les affections vénériennes, et les consultations sont faites par 45 médecins dont 7 seulement sont titulaires et reçoivent des appointements d'ailleurs assez faibles (900 roubles par an).

Les médecins sont nommés par le « comité des dames de la Croix rouge « composé de dames patronesses et de médecins, sous la présidence de la grande-duchesse d'Oldenbourg.

Ces consultations ont lieu quotidiennement de 10 heures à 2 heures de l'après-midi, et quelques-unes se prolongent jusqu'à 4 heures. La distribution des médicaments se fait par les sœurs de charité au nombre de 15 à 20 tous les jours; sept d'entre elles très expérimentées et instruites, travaillent dans la pharmacie dont j'ai admiré l'extrême propreté, et qui est placée sous la direction du docteur Borman. Pour donner encore une idée de l'importance de ces consultations, je rappellerai qu'en 1887, cette pharmacie a délivré environ 250,000 prescriptions !

Ce système de consultations vraiment *sérieuses* ne devrait-il pas être imité en France ? Chez nous, ce sont, comme on le sait, les médecins des hôpitaux qui en sont chargés. Or, de deux choses l'une : Ou ils les font sérieusement, et c'est alors au détriment des malades de leur service ; car, en supposant qu'ils ne disposent que de dix minutes pour chaque malade du dehors, il leur faudra donc plus de huit heures pour voir une moyenne de 50 malades. Ou ils ne les font pas sérieusement, et alors elles n'ont plus leur raison d'être. Pourquoi donc le personnel des médecins *consultants* ne serait-il pas distinct de celui des médecins *titulaires* des hôpitaux, et pourquoi les candidats au bureau central ne seraient-ils pas chargés de ces consultations ?

L'amélioration du fonctionnement des consultations aurait encore un grand avantage au point de vue budgétaire, car les admissions dans les hôpitaux étant moins facilement accordées seraient moins nombreuses, et tels malades que l'on reçoit après un examen insuffisant pourraient être traités dans ces ambulatoria. C'est là une des raisons pour lesquelles l'encombrement des salles par de nombreux brancards est chose absolument inconnue en Russie. Donc, au triple point de vue budgétaire, hygiénique et humanitaire, ce système d'ambulatoria réalise un progrès considérable que nous devrons suivre tôt ou tard.

c). — Après avoir été bien examiné, le malade est reçu à l'hôpital. Alors, si son affection est encore inconnue ou douteuse, il est conduit dans une salle d'attente jusqu'à son transport dans une salle réservée à la pneumonie, à la fièvre typhoïde, à la variole, à la scarlatine, etc., s'il est atteint d'une de ces maladies contagieuses. En dehors des raisons scientifiques qui justifient ce classement, c'est là une excellente mesure très profitable aux malades, puisqu'ils reçoivent les soins d'un personnel parfaitement dressé pour le traitement de toutes ces affections. Un exemple : toutes les fièvres typhoïdes étant réunies, le traitement par la méthode de Brand devient ainsi plus facile.

Avant de pénétrer dans la salle qui lui est affectée, le malade est mis dans un bain, débarrassé complètement de tous ses vêtements et de son linge que l'on soumet à la désinfection. Il est soigné par les « feltschers », sorte d'officiers de santé qui ont étudié les éléments de la médecine pendant deux ou trois ans, qui commandent aux infirmiers, et qui doivent faire des pansements un peu difficiles, prendre la températuredes malades, etc.

Les salles ne renferment ordinairement pas plus de 10 à 12 malades, quelques-unes seulement deux ou trois ; elles sont d'une propreté extrême, avec des murs, des parquets peints et vernissés, des coins arrondis pour empêcher le dépôt de poussières, favoriser le nettoyage et le lavage. Les lits, en fer, un peu bas, sans rideaux, sans montants, sont munis de sommiers métalliques et de matelas rembourrés de crin végétal ou de foin que l'on brûle après la sortie de chaque malade atteint de fièvre infectieuse.

Dans les salles, on ne voit aucun vêtement, aucun objet étranger au traitement des malades. En résumé, les principes d'hygiène antiseptique sont rigoureusement observés, et il est à remarquer que c'est dans la patrie de Pasteur d'où sont partis tous ces principes qu'ils sont le plus négligés. Pour donner une idée de la vigilance extrême avec laquelle on met en pratique ces principes d'antisepsie hospitalière, il suffit de rappeler que dans certains hôpitaux, dans la clinique de Villiers, par exemple, les malades sont, en été, transportés dans des baraques en bois qui restent libres pendant l'hiver, afin de permettre leur parfaite désinfection.

Tel est l'aspect général des hôpitaux modèles que nous avons visités. Nous allons maintenant les décrire individuellement :

1° Hopital-Baraques d'Alexandre.

a). Cet hôpital, construit depuis six ans pour 300 malades, est spécialement réservé aux affections contagieuses et infectieuses. Situé au sud-est de Saint-Pétersbourg près de la Néva, au-dessus de laquelle il est élevé de onze à douze mètres, il se compose d'une double rangée de 10 baraques séparées l'une de l'autre de 16 mètres et dont chaque rangée est éloignée l'une de l'autre par un espace de 50 mètres planté d'arbres et semé de gazon.

Chaçune de ces baraques, élevée au-dessus du sol avec cinq fenêtres de chaque côté, ne doit pas contenir plus de douze malades ; elles sont divisées en deux parties, l'une plus petite tout-à-fait distincte où se trouvent le buffet, une ou deux baignoires, les water-closets ; l'autre partie où sont les malades. Longues de 30 mètres environ, larges de 10 mètres, elles ont une hauteur de 4 mètres 50, et disposent d'un emplacement de 4 mètres 50 pour chaque lit. Au bout de l'hôpital on voit deux plus grands pavillons pour les convalescents dont le nombre pour chacun d'eux varie de 30 à 45 lits. En outre de ces pavillons, il y en a d'autres pour le personnel, pour l'administration, pour les laboratoires, la pharmacie, la désinfection, et aussi pour la vacherie contenant 12 à 15 vaches. Toutes ces baraques, absolument isolées et indépendantes, communiquent ensemble et avec les autres établissements hospitaliers au moyen du téléphone.

Les fenêtres de ces baraques sont doubles et restent hermétiquement fermées pendant tout l'hiver pour prémunir les malades des grands froids. Mais la ventilation ne souffre pas de cette fermeture complète et prolongée, car elle est favorisée par quatre immenses poëles en faïence, hauts de trois mètres environ, comme il en existe partout en Russie ; placés au bout de chaque salle, ils sont autant d'appareils d'appel pour l'air froid qui circule autour d'eux et le long des parois des salles au moyen de cloisons qui, placées sous chaque fenêtre, circonscrivent un espace vide d'environ quinze centimètaes. Le renouvellement de l'air est encore assuré par trois vasistas pratiqués au plafond et qui ne permettent cependant pas l'abaissement de la température au-dessous de 16 à 18e ; souvent même, la température est plus élevée, et je dois avouer que parfois dans quelques hôpitaux, j'ai eu à souffrir de la trop grande chaleur dans les salles et dans les cliniques, les Russes apportant un soin extrême et souvent exagéré à chauffer leurs salles ou leurs appartements.

Chaque maladie infectieuse a sa baraque spéciale. C'est ainsi qu'il en existe pour la fièvre typhoïde, la pneumonie, la rougeole, la variole, la scarlatine, la diphtérie, etc., et une autre où sont placés provisoirement les malades dont le diagnostic reste incertain.

Il existe plusieurs voitures très perfectionnées pour le transport des malades atteints d'affections contagieuses; elles sont lavées antiseptiquement tous les jours.

Tous les ans, les baraques sont peintes à nouveau et si complètement réparées que j'ai regardé comme étant de construction nouvelle l'une d'elles, celle des convalescents, qui venait d'être remise à neuf.

Le personnel médical se compose d'un médecin en chef ou docteur, M. *Socoloff* ; de deux médecins sous-chefs, les docteurs *Wassilief*, privat-docent, et *Possadsky* ; de neuf médecins assistants et d'un prosecteur d'anatomie.

b). Un hôpital des maladies infectieuses doit posséder des appareils pour la désinfection des vêtements, des objets de literie, des salles, etc. A cet effet, rien n'a été négligé, et j'ai vu fonctionner tous ces appareils dans un pavillon spécial, confié à la direction du Dr Kroupine qui ne s'occupe pas d'autre chose, et qui a fait de la désinfection son étude favorite où il est passé maître. Ce pavillon est divisé en deux parties complètement et rigoureusement séparées : l'une contenant les objets à désinfecter, l'autre tous les objets qui ont subi la désinfection. Celle-ci est pratiquée de deux manières : l'une, d'après le système d'un ingénieur, M. Sokoloff, se fait au moyen d'une étuve dans la vapeur à 130° où restent placés les vêtements pendant environ une heure; l'autre par des procédés chimiques, par les vapeurs de chlore auxquelles on soumet les gants, les souliers, les touloupes (sorte de tunique en peau de mouton portée par les moujicks ou paysans russes), et en ré sumé tous les objets ou vêtements qui peuvent être endommagés par la vapeur (1).

J'ai assisté à un simulacre de séance de désinfection qui m'a intéressé vivement et qui m'a paru réaliser une perfection, malheureusement inconnue dans nos divers établissements hospitaliers.

Les garde-robes des typhiques et des cholériques peuvent être aussi désinfectées, surtout en temps d'épidémie, au moyen d'un appareil spécial imaginé par le Dr Wassilief. En temps ordinaire, les matières fécales dont la diffusion dans le sol et les cours d'eau peut produire des épidémies typhoïdes, sont soumises à l'action d'un appareil « diviseur » ; celui-ci, d'un côté retient les matières solides qui s'écoulent dans des fosses absolument closes d'où elles sont reprises ensuite ; d'un autre côté, il retient les matières liquides qui, avant de pénétrer dans le sol, sont rigoureusement désinfectées.

Mais ce n'est pas tout. La désinfection doit encore

---

(1) La chambre à désinfection est construite d'après les indications des professeurs Socoloff et Wassilief, avec la pierre de charbon pilé, des briques et du ciment. L'intérieur est recouvert d'une couche « anhydre » et peint à l'huile, le plancher est en asphalte. Les portes et encadrements sont en bois et leur fermeture est hermétique, grâce à un bourrelet de gutta-percha, qui s'applique exactement sur la fente de séparation de la porte et grâce à un verrou de fer placé à l'extérieur. La préparation du chlore se fait dans des cornues de verre munies d'un robinet permettant l'introduction de l'acide chlorhydrique. Ces cornues placées au dehors communiquent avec l'intérieur à l'aide de tubes en vers pénétrant à travers les parois de la chambre où ils s'ouvrent à la partie supérieure (2 de chaque côté). La chambre mesure un volume de 8 m.c. 5. Elle sert à désinfecter tous les objets qui ne peuvent l'être par la vapeur.

porter sur les salles, et voici comment elle se pratique : après avoir fait évacuer le baraquement, tous les objets tels que le linge, les couvertures de lits, les matelas, etc., sont placés dans la chambre à désinfection et désinfectés par un jet de vapeur. Le plafond, le plancher et les murs, ainsi que tout l'ameublement sont brossés, lavés avec le pulvérisateur ou directement à l'aide d'une pompe, soit qu'on se serve d'une solution de sublimé à un pour 100, ou du mélange avec 5 o/o d'acide phénique. Après le lavage complet, le baraquement est aéré convenablement, remis en état, et les malades y sont de nouveau introduits.

Mais, entrons avec le Dr Kroupine dans quelques détails intéressants : Pour lui, les maladies forment deux groupes distincts : 1° celles dont les germes infectieux ont une tendance spéciale à se fixer sur les salles et à persister longtemps dans les objets infectés une première fois (diphtérie, scarlatine, pneumonie, variole, érysipèle et dysenterie) ; 2° celles dont les germes n'ont qu'une existence très courte (fièvres récurrentes, typhus exanthématique, rougeole).

De là, on peut facilement conclure que, dans le premier cas, on devra employer des méthodes de désinfection plus compliquées, tandis que dans le second, il suffira d'un simple lavage et d'une ventilation complète. La pneumonie est rangée parmi les maladies du premier groupe, en raison de l'opiniâtreté avec laquelle le germe infectieux persiste dans les locaux ayant reçu les pneumoniques. En effet, des statistiques démonstratives que le Dr Kroupine a signalées dans un travail spécial, prouvent que cette affection atteint très souvent les malades entrés pour des maladies différentes (fièvre typhoïde, fièvre récurrente), et devient souvent la cause de la mort par cette complication; aussi les locaux qui ont reçu les pneumoniques sont-ils tout particulièrement désinfectés avant de recevoir des malades (évacuation temporaire, désinfection complète des parois et de leur contenu).

Parmi les nombreux corps chimiques recommandés comme désinfectants des salles dans ces derniers temps, il en est deux qui ont attiré d'abord l'attention : l'acide sulfureux et le chlore. Mais pour le premier, les recherches de Koch et de Wolffhügel ont démontré son inefficacité absolue. Il n'en est pas de même pour le chlore qui est usité à l'hôpital Alexandre depuis sa fondation, et il est prouvé que la désinfection par cet agent réussit dans une certain nombre de maladies contagieuses ; par exemple, dans le typhus exanthématique, le typhus abdominal, la fièvre récurrente, la scarlatine, la rougeole et la variole. Ainsi, un varioleux pourra impunément être soigné dans un local qui aura été désinfecté au chlore après avoir servi pour un typhique ou un scarlatineux. Mais le chlore ne paraît pas suffisant pour détruire le germe diphtérique, et Kroupine rapporte des observations fort intéressantes démontrant d'une façon irréfutable que l'agent infectieux de la diphtérie résiste à une désinfection énergique faite à raison de 150 gr. de chlorure de chaux et 165 gr. d'acide chlorhydrique par mètre cube, suivie d'une évacuation du local laissé vide pendant sept mois. Il montre un varioleux, puis un rubéolique placés successivement dans le local désinfecté soigneusement par le procédé indiqué, être atteints tous deux de complication diphtérique.

Après s'être efforcé de déterminer exactement par une série d'expériences, la valeur effective du chlore comme désinfectant, le Dr Kroupine arrive aux conclusions suivantes :

1 Pour désinfecter les objets qui ne peuvent être soumis aux vapeurs (gants, souliers, touloupes), le chlore peut avoir quelque importance, dans certaines conditions toutefois ;

2 On ne peut pas recommander la désinfection des locaux par le chlore.

Étant données par conséquent, d'une part l'inefficacité du chlore, d'autre part le grande dépense qu'il occasionne, il était nécessaire de recourir à un procédé moins coûteux et plus efficace : par exemple les lavages répétés, une ventilation énergique, et la dessiccation la plus complète du local en question. Mais, quand il s'agit d'un germe très résistant, ces moyens ne suffisent plus. Le désinfectant le plus énergique est certainement l'élévation extrême de la température du local ; mais il a contre lui les dangers de l'incendie et ne peut être utilisé que dans des locaux ne pierre.

Après tous ces essais, on a fini par employer la méthode de désinfection au moyen du sublimé qui est, comme on le sait, l'agent destructeur par excellence de toutes les bactéries pathogènes connues et de leurs spores, et qui se recommande par son faible prix ainsi que par la facilité avec laquelle on le manie. Néanmoins, il faut encore préférer aux simples vaporisations de sublimé, le lavage des parois de la chambre avec une solution de sublimé pure ou mélangée d'acide phénique. Kroupine employa donc successivement : 1° une solution de sublimé au millième ; 2° une solution d'acide phénique à 5 o/o ; 3° un mélange de sublimé à un pour mille et d'acide phénique à 5 o/o à parties égales.

Or, tandis que, dans les expériences faites avec les cultures des bactéries de l'anthrax, la solution phéniquée n'empêchait pas ces cultures de se reproduire, la solution de sublimé et d'acide phénique paraissait détruire les spores, car les cultures furent alors presque toujours négatives.

Quels sont les résultats obtenus grâce à ces procédés de désinfection usités à l'hôpital-baraques d'Alexandre ? Ils sont réellement remarquables. Car, si l'on consulte les statistiques, on remarque que, sur un total de 690 malades atteints d'affections diverses et placés dans des baraquements désinfectés avec le mélange de sublimé au millième, il y en eut seulement trois dont la maladie fut compliquée de l'affection pour laquelle on avait pratiqué la désinfection ; dans ces trois cas, il s'agissait de pneumonie compliquant deux fois une rougeole, et une fois la fièvre récurrente. D'autre part, sur un total de 608 malades atteints d'affections contagieuses variées et placés dans des baraquements désinfectés avec le mélange de sublimé et d'acide phénique, on n'observa *aucune* complication du fait de la maladie pour laquelle ou avait pratiqué la désinfection.

Dans la clientèle privée, cette méthode a été également suivie du succès le plus complet. Il faut ajouter qu'ici le papier de l'appartement doit être remplacé sinon dans tout le logement, au moins dans la chambre occupée précédemment par le malade. L'observation a été faite pour la diphtérie et la scarlatine : plus d'un an après, l'affection ne s'était pas reproduite.

A un autre point de vue, on peut affirmer avec Kroupine, que le sublimé est absolument inoffensif pour les personnes qui viennent ultérieurement habiter le logement, fait prouvé par les expériences de Koch et Jaffky qui ont observé sur les navires désinfectés au sublimé : aucun homme de l'équipage n'en a jamais été incommodé d'aucune façon.

Ainsi donc, ce procédé de désinfection employé à l'hôpital-baraques de Saint-Pétersbourg, doit être préféré à tous les autres, en raison de son bon marché, de son maniement facile et de son efficacité.

Telle est l'installation si complète et si parfaite de l'hôpital des maladies infectieuses. Nous allons étudier maintenant l'installation de l'hôpital Saint-Georges, de l'hôpital du prince d'Oldenbourg affecté aux maladies des enfants dont le professeur Rauchfuss est médecin en chef, l'Académie de médecine à Saint-Pétersbourg ; et nous finirons par la description des « Nouvelles Cliniques » de Moscou dont l'installation défie toute comparaison.

II. Hopital Saint-Georges.

Voici un hôpital qui dépend d'une société philanthropique, « du comité de la Croix rouge ». (1) Cette grande œuvre humanitaire, qui aujourd'hui a 17 ans d'existence, a eu d'abord des débuts très modestes : elle a commencé par la fondation de huit lits, et les dons des personnes charitables ont afflué de telle sorte qu'on a dû changer trois fois de local. Celui que j'ai visité, a cinq ans d'existence, et con-

(1) Il existe, à Paris, quelques hôpitaux, également fondés par des sociétés philanthropiques. Parmi eux, l'hôpital Saint-Joseph, l'hospice Wallace, l'hôpital de Rothschild, l'asile Lambrechts, l'hospice des diaconesses, etc.

tient 130 lits (100 pour la médecine, et 30 pour la chirurgie). Il s'agit ici encore d'un hôpital modèle, non-seulement par son système de consultations que j'ai étudié plus haut, mais aussi au point de vue budgétaire.

a). Voici d'abord des chiffres bien propres à donner une idée du mouvement considérable de malades dans cet hôpital. Le nombre des consultations, je le répète, s'est élevé en 1886 à 158,898, et en 1887 à 155,575. En 1886, le nombre des malades traités a été de 967, et en 1887, il a été de 916. Le nombre des jours d'hôpital a été, dans l'année 1886, de 23,784; celui de 1887 s'est abaissé à 23,010.

D'une façon générale, les dépenses, qui ne varient guère, se répartissent de la façon suivante : 20,000 roubles pour la clinique de l'hôpital et autant pour la clinique des consultations; 15,200 roubles (38,050 francs, le rouble étant calculé suivant une moyenne de 2 fr. 50) pour les sœurs de charité qui sont au nombre de 76 et, pour chacune desquelles on compte 200 roubles (500 fr.). Si l'on ajoute à cela, les dépenses pour l'entretien d'une nouvelle baraque chirurgicale, on arrive à la somme totale de 60,000 à 62,000 roubles (150,000 à 155,000 fr.). Or, fait bien propre à donner les financiers de certains pays un peu trop habitués aux déficits, le budget des dépenses est de beaucoup inférieur à celui des recettes ou des revenus, car ceux-ci sont de 214.600 roubles (536,500 francs). On a donc pu instituer une « caisse des pauvres » fonctionnant depuis 1885, et destinée à donner quelques secours d'argent ou d'effets aux malades les plus nécessiteux. Cette caisse n'est pas encore bien riche, puisqu'elle ne dispose que d'un revenu annuel de 750 francs.

La dépense nécessitée pour chaque lit équivaut à 300 roubles (750 francs), ce qui fait par jour une moyenne de 85 kopecks (2 fr. 05 centimes) (1). Enfin, je rappelle que chaque consultation, avec le paiement des médecins consultants, la délivrance gratuite des prescriptions, des appareils et des bandages, revient en moyenne à 13 kopecks, (un peu plus de 0,30 centimes par jour).

Les sœurs de charité sont très instruites, ce qui se comprend, puisqu'elles doivent suivre certains cours pendant toute l'année. Il y a un cours inférieur, où elles apprennent les principes d'anatomie, de physiologie sur les médicaments, l'anatomie chirurgicale, la petite chirurgie ; un cours supérieur sur la clinique interne et externe, sur les soins à donner aux malades, sur les moyens de maintenir régulièrement la ventilation et la désinfection (2). Ayant reçu une instruction suffisante, elles peuvent être envoyées en cas de guerre sur les champs de bataille ou dans les hôpitaux militaires.

b). Le service médical est sous la direction du Dr *Bogodavlenski*, celui qui, l'un des premiers, nous a révélé dans un remarquable travail les propriétés cardiaques et diurétiques du convallaria maïalis avec une précision telle que les auteurs n'ont eu ensuite qu'à le copier. Il n'est pas inutile de le rappeler, et j'ai été très heureux et

(1) Dans les hôpitaux de l'Assistance publique à Paris, cette dépense de chaque lit, était en moyenne de 3 fr. 36 en 1885. Elle était la même année de 5 fr. 08 pour l'hôpital Bichat, et de 3 fr. 50 pour l'Hôtel-Dieu.

(2) Je suis heureux de rappeler qu'à Paris, grâce à l'initiative de M. Bourneville, les mêmes cours fonctionnent très régulièrement à « l'École des infirmières de la Salpêtrière. »

honoré à la fois de faire la connaissance de ce médecin, aussi modeste que distingué. Les autres médecins sous-chefs sont les Drs *Botchetchkaroff*, *Mitropolski* et *Podanowski* avec l'assistance des Drs *Sokoloff* et *Korenoff*. Le service chirurgical est confié aux soins du Dr *Zenenko* avec l'assistance des docteurs *Sokoloff* et *Ernroth*.

c). Les baraques en bois sont très bien construites, quelques-unes bâties nouvellement et n'ayant pas encore reçu de malades. Les salles sont d'une extrême propreté, et l'hygiène antiseptique y est très rigoureusement observée ; les matelas des lits sont brûlés après la sortie de chaque malade, qu'il ait été atteint ou non de maladies infectieuses. Mais lorsque celles-ci viennent à se déclarer, la salle est complètement désinfectée.

d). L'hygiène hospitalière si parfaite dans les hôpitaux, les précautions antiseptiques rigoureuses que l'on prend et dont j'ai essayé de donner une idée à propos de l'hôpital-baraques Alexandre, ont-elles une influence réelle sur le taux de la mortalité ? On va en juger par les chiffres suivants relatifs à la fièvre typhoïde : En France — à Paris du moins — la mortalité de cette maladie est de 15 à 16 o/o. A l'hôpital Saint-Georges, déduction faite des 40 cas de fièvres typhoïdes abortives relevées en 1886, on a traité 105 dothiénentéries dont 9 se sont terminées par la mort. Mortalité : 7, 3 o/o. — En 1887, on a reçu 257 typhoïdiques et constaté 14 décès. Mortalité : 5,20 o/o. Et ce ne sont pas là des faits isolés, des chiffres spéciaux à cet établissement, car à l'hôpital-baraques d'Alexandre, la mortalité de la fièvre typhoïde oscille entre 6 et 7 o/o. Qu'on ne vienne pas dire que la maladie est moins grave en Russie qu'en France ; car ses complications et ses allures sont les mêmes, et si elle moins grave, c'est en raison de l'observance parfaite des principes hygiéniques. Ne dites pas encore que la moindre mortalité est due à la nature différente du traitement employé (ce qui serait, du reste, une accusation d'un autre genre contre notre thérapeutique). Celle des Russes ne diffère pas de la nôtre : c'est une médication uniquement symptomatique, et il est intéressant de constater que l'hygiène antiseptique abaisse le taux de la mortalité de la fièvre typhoïde, dans des proportions égales à celles qui nous sont données par les partisans de la méthode tyrannique de Brand, abandonnée, du reste, aussi bien en Russie qu'en Allemagne, sa vraie patrie.

Je laisse de côté les résultats chirurgicaux qui ne sont pas de ma compétence.

III. Hopital d'Oldenbourg.

Il s'agit d'un hôpital d'enfants placé sous la direction du professeur *Rauchfuss,* avec l'assistance de trois médecins : les docteurs *Oscar Meyer* et *Tschoschine* pour les maladies contagieuses, *Schmitz* pour la chirurgie. Il admet les garçons jusqu'à l'âge de dix ans et les filles jusqu'à douze ans, et peut recevoir jusqu'à deux cents malades. Ici, comme dans tous les hôpitaux, le service des consultations est complètement séparé de l'hôpital proprement dit, auquel est adjointe l'importante section des maladies infectieuses.

a). *Ambulatorium* (*hôpital des consultations*). — Cet

ambulatorium, sous la direction de deux médecins principaux, les docteurs *Potéchine* et *Roussow*, avec l'assistance de dix autres docteurs, a reçu en 1887 plus de 60,000 visites, et celles-ci jusqu'au 9 octobre 1888, ont déjà atteint le chiffre de 37.000.

Dans cet ambulatorium, il y a une salle d'isolement pour les maladies épidémiques, et une douzaines de chambres pour les maladies dont le diagnostic est incertain ; il existe encore une salle où on nettoie, où on baigne les enfants, où on coupe leurs cheveux avant leur entrée dans l'hôpital.

Voici maintenant une mesure qui m'a vivement intéressé et qui devrait être adoptée chez nous : les parents des enfants en bas-âge qui suivent les consultations, reçoivent gratuitement, suivant les cas et les desiderata de leur hygiène, deux ou trois feuilles où sont imprimées toutes les prescriptions relatives à l'hygiène infantile, au traitement des maladies les plus communes et à leur prophylaxie. Ces feuilles qui m'ont été obligeamment remises, sont au nombre de 14, et voici leurs titres.

I. Soins à donner aux nouveau-nés. — II. Comment il faut les nourrir et les soigner ? — III. Comment il faut nourrir l'enfant quand la nourrice n'a pas assez de lait ? — IV. Comment se pratique le sevrage ? — V. Alimentation artificielle des enfants pendant la première année de leur existence. — VI. Comment l'estomac des enfants devient malade et comme on peut l'éviter ? — VII. Comment nourrir et soigner les enfants après le sevrage ? — VIII. Comment il faut laver et baigner les enfants ? — IX. Utilité de l'air frais pour la santé des enfants. — X. Soins à donner aux enfants lymphatiques et strumeux. — XI. Comment on peut éviter les maladies des yeux, et comment les soigner ? — XII. Comment il faut vacciner les enfants ? — XIII. Comment il faut mettre les compresses et les sinapismes ? — XIV. Comment éviter les maladies contagieuses, et comment les soigner quand elles apparaissent dans les familles ?

b). *Hôpital.* — On rencontre d'abord une grande salle pour la gymnastique et pour les jeux, puis une autre affectée aux maladies peu graves, ou aux convalescents des affections non contagieuses, et je traverse enfin une succession de salles qui toutes offrent le même aspect. Elles donnent sur un grand et large couloir latéral, très bien éclairé et bien exposé au midi; leurs portes restent toujours largement ouvertes, la nuit comme le jour. Chaque chambre ne contient pas plus de 6 à 8 lits, quelques-unes en renferment moins (2 à 4); ceux-ci sont en fer, sans montants, avec des sommiers métalliques non munis de ressorts à leur intérieur, pour empêcher l'accumulation de la poussière et favoriser les lavages. De nombreux ventilateurs sont placés dans toutes les salles, ce qui permet à chaque enfant, de recevoir par heure 9 mètres cubes d'air nouveau.

c). *Section des maladies contagieuses.* — Cet hôpital situé en arrière du premier, en est complètement distinct et séparé. On lui a adjoint, dans le jardin, des baraques en bois qui étaient vides, à mon passage à Saint-Pétersbourg, et dans lesquelles on place les enfants pendant l'été, pour permettre la désinfection des salles d'hiver. Les baraques en bois peuvent ainsi être à leur tour complètement désinfectées pendant la mauvaise saison.

Cet hôpital est complètement fermé, et on n'y pénètre qu'avec une autorisation spéciale, le personnel de l'établissement n'ayant lui-même *aucune communication* avec celui de l'hôpital proprement dit et de l'ambulatorium. Pour y entrer, on presse sur une sonnette électrique, la porte s'ouvre, et au bas de l'escalier se trouvent plusieurs « *peredniques* », sorte de vêtement en toile blanche qui tombe jusqu'aux talons en remontant jusqu'au cou, se noue à la taille et s'attache en arrière. Pour pénétrer dans la section des maladies contagieuses, je dois moi-même revêtir ce costume, et je monte au premier étage où se trouvent des salles absolument séparées et affectées à la scarlatine, à la rougeole, à la diphtérie, à la pneumonie, etc. (Les varioles sont reçues dans un hôpital spécial). Dans chaque salle, on trouve un lavabo avec de l'eau chaude et de l'eau froide; le chef de service et les élèves se lavent les mains et changent leurs peredniques, chaque fois qu'ils pénètrent d'une salle dans l'autre. Entre chacune d'elles, se trouve une chambre où couchent quatre domestiques.

Au premier étage sont les maladies infectieuses non compliquées; au second étage, les maladies infectieuses compliquées, avec une salle spéciale pour chaque complication. Ainsi, il y a une chambre pour les rougeoles compliquées de pneumonie, une autre pour les rougeoles avec diphtérie, une troisième pour les rougeoles avec coqueluche.

Il existe enfin la section des malades payants (60 roubles, c'est-à-dire 150 francs environ par mois).

Lorsque les chefs de clinique ou les assistants descendent du service, ils quittent leurs vêtements spéciaux qu'ils reprennent régulièrement dès qu'ils reviennent dans les salles. Toutes ces précautions pour éviter la propagation des maladies infectieuses et contagieuses sont exagérées, pensez-vous ? Peut-être... Mais n'oubliez pas qu'on a d'abord tenu le même propos au sujet de l'antisepsie chirurgicale.

IV. Académie de médecine.

A Saint-Pétersbourg, « l'Académie de médecine » est à la fois une école et un hôpital affectés spécialement à la médecine militaire. Sa description doit donc à la fois viser l'enseignement médical de l'université et le fonctionnement des services hospitaliers.

Elle renferme 23 professeurs titulaires qui reçoivent 3.000 roubles par an, et 4 professeurs extraordinaires dont les attributions sont les mêmes, mais qui ne reçoivent que 2,000 roubles. Ils sont nommés par concours sur titres. Les privat-docent (professeurs agrégés), dont le chiffre est illimité, au nombre de 50 à Saint-Pétersbourg, sont nommés par concours sur titres et après deux leçons en public. Ils sont chargés de faire des cours aux élèves, mais gratuitement.

Pour entrer à l'Académie, l'élève doit présenter ce qu'on appelle le *testimonium maturitatis* constatant son séjour dans le gymnase (lycée) au moins pendant huit ans. Il passe tous les ans un examen. Les étudiants des trois dernières années reçoivent 360 roubles par an, mais à la condition de s'engager à servir au moins pendant 4 ans 1/2 dans l'armée.

Chaque année, les sept meilleurs étudiants de cinquième année reçus docteurs, ont le droit de rester trois ans de plus à l'académie avec des appointements annuels de 1.200 roubles ; ils doivent se livrer, suivant leurs aptitudes, soit aux travaux de physiologie, soit à ceux de pathologie interne ou externe. Ces trois ans passés, trois des meilleurs élèves, après concours sur titres, sont envoyés à l'étranger pour deux ans, et reçoivent encore une indemnité de 2.000 roubles. Après ce temps, ils peuvent encore rester un an à l'Académie, ce qui fait une somme de 11 à 12 ans d'études. C'est parmi eux que sont choisis d'ordinaire les professeurs, les autres docteurs étant versés dans la médecine militaire.

Parmi les meilleurs médecins militaires, on en choisit 50 (25 pour la médecine et 25 pour la chirurgie) qu'on envoie, après quatre ans de service, à l'Académie où ils restent deux ans. Il y a donc cent médecins dans cette condition, et ces deux ans passés à l'Académie leur donnent droit à une meilleure situation.

Les internes (ordinateurs) sont docteurs et peuvent garder leurs fonctions aussi longtemps qu'ils le veulent. — On peut être à la fois chef de clinique et privat-docent. Le chef de clinique est l'analogue de l'assistant ; il peut remplacer au besoin le professeur pendant son absence ; c'est ainsi que nous avons vu le Dr *Janowski*, privat-docent et chef de clinique du professeur *Botkine*, remplaçant ce dernier pendant son absence. Les chefs de clinique reçoivent 1.200 roubles par an et gardent leurs fonctions aussi longtemps que le professeur le désire.

A l'Académie, l'hôpital militaire renferme 820 malades (600 malades pour l'académie, 120 pour la fondation de Villiers, et 100 malades pour la psychiâtrie).

Il existe quatre cliniques de médecine interne :

1o celle du professeur *Manasséin* pour les élèves de 3e année (37 malades) ;

2o celle du docteur *Tschoudnowski*, professeur de thérapeutique générale pour les élèves de 3e année, (35 malades);

3° celle du professeur *Botkine* (4e année, 40 malades);

4° celle du professeur *Koschlakow* (5e année, 125 malades).

Cette division des cours en deux séries, l'une pour les élèves qui commencent leurs études, l'autre pour les élèves plus avancés, existe également pour l'étude des maladies spéciales.

Ainsi, il y a deux cliniques gynécologiques, l'une pour ceux de 4e année (professeur *Lebedew*) l'autre pour ceux de 5e année (professeur *Slavjanski*). Dans la première, j'ai assisré à la leçon du professeur montrant à ses élèves les diverses positions du fœtus dans l'utérus au moyen de projections faites sur le tableau.

La clinique du professeur *Slavjanski* ne renferme que 50 lits, et l'espace dont elle dispose est tel qu'elle forme presque un hôpital dans l'hôpital. Ici, se trouve la grande salle d'accouchements, d'une propreté extrême, munie de procédés nombreux et complets de désinfection; toutes les tables sont recouvertes de plaques en verre, le parquet est vernissé pour permettre plus facilement le nettoyage, les coins des salles sont arrondies pour empêcher le dépôt de poussière et favoriser les lavages antiseptiques. A côté de cette salle, s'en trouve une autre tout-à-fait libre, pour l'évacuation de la première lorsque quelques cas d'infection s'y sont déclarés. A côté de ses deux salles, une petite chambre pour le baptême des nouveau-nés; là, une salle pour les consultations externes; plus loin, une chambre pour les petites opérations; puis, le musée gynécologique; plus loin encore et très éloignée des autres, une pièce spéciale pour les malades dont les affections dégagent une mauvaise odeur : cancer de l'utérus, fistules vésico-vaginales, septicémie, etc. Chaque salle ne renferme pas plus de 5 à 6 lits, et il y en a même de deux lits seulement; elles sont toutes munies d'un robinet d'eau chaude ou d'eau froide. L'auditorium (amphithéâtre de leçons) peut renfermer 300 auditeurs. La salle d'opérations est admirablement éclairée, elle est munie d'un appareil pour laver rapidement les murs après les opérations; là, nous voyons de nombreuses photographies représentant des ovariotomies pratiquées par un élève très distingué du professeur Slavjanski, qui exerce en Sibérie à Nitschni Tagil, c'est le docteur *Kousnetzki*.

Le cabinet du professeur, où il prépare ses leçons et ses travaux, est très grand et presque luxueux; il renferme le portrait du professeur *Ambodik* en grand honneur dans cette clinique gynécologique, parce qu'il est le premier accoucheur *russe* qui ne soit pas venu de l'étranger et qui ait secoué le joug scientifique des Allemands; car il y a moins de vingt ans, ceux-ci étaient possesseurs de toutes les places de directeurs des hôpitaux et de professeurs.

Pour l'ophthalmologie et pour d'autres spécialités, il y a également deux cliniques, l'une pour les élèves de 4e année, l'autre pour ceux de 5e année.

Dans la clinique de dermatologie du professeur *Polotebnow*, son chef de clinique, le Dr *Sirski* nous montre des pièces dermatologiques très bien préparées par le Dr *Karpowitsch* sur le modèle de celles de l'hôpital Saint-Louis à Paris. C'est ce même préparateur qui est l'auteur d'une grande carte longue de deux mètres sur un mètre de hauteur représentant une coupe de la peau avec toutes ses parties constituantes. Cette carte, pendue au mur, est certainement très utile aux élèves pour les démonstrations anatomiques.

Le laboratoire du professeur *Pachoutine*, chargé du cours de pathologie générale et expérimentale, est extrêmement riche en appareils de toutes sortes. Ce professeur, auteur d'une pathologie générale en quatre volumes, étudie surtout les échanges des gaz, et nous admirons un appareil considérable où un homme tout entier peut entrer pour l'étude des échanges gazeux qui se produisent pendant la respiration.

Le professeur d'anatomie normale, Dr *Tarenetzki*, nous montre un musée anatomique considérable (sorte de musée Orfila), riche en préparations, en crânes de toutes sortes qui gisent un peu pêle-mêle sur les tables, et où nous admirons de magnifiques préparations dues au grand chirurgien Pirogoff, dont la mémoire est si justement honorée. La salle de dissection ne diffère pas des nôtres ; il y a six élèves pour un cadavre, et pour 300 élèves, seulement quatre prosecteurs, ce qui est insuffisant. Cet institut d'anatomie normale reçoit 800 à 1,000 cadavres par an pour l'étude de l'anatomie et de la médecine opératoire.

L'Académie renferme une bibliothèque superbe dont le directeur est le Dr *Kondratiew*. Le nombre des volumes est évalué à 110.000, et celui des journaux reçus à 500 environ. J'ai remarqué, que de tous ces journaux, ce sont ceux de France et d'Allemagne qui sont les plus nombreux. Chaque étudiant a le droit de prendre chez lui deux livres au plus et de les garder un mois; mais il peut travailler à la bibliothèque, ouverte tous les jours de 11 heures à 5 heures du soir. Les lecteurs ne passent jamais dans la bibliothèque, ils reçoivent les livres demandés deux étages plus haut, au moyen d'un ascenseur. Une salle spéciale est réservée pour les professeurs, une seconde au bibliothécaire et aux autres fonctionnaires. Enfin, il existe plusieurs salles pour les étudiants. Le catalogue de la bibliothèque en six volumes s'arrête seulement à l'année 1869 (1)

V. Clinique psychiatrique

Voici l'histoire de cette clinique que j'ai visitée à Moscou : En 1863, l'Université de cette ville a séparé de la chaire de pathologie interne et de thérapeutique, l'enseignement des maladies nerveuses et mentales dont elle a chargé un professeur spécial. Mais cet enseignement ne put qu'être théorique jusqu'en 1882, époque à laquelle la veuve d'un notable bourgeois, Varvara Morosoff, a proposé à l'Université la construction à ses frais d'une clinique pour les maladies mentales, ce qui fut naturellement

(1) Le bibliothécaire m'a fait hommage de ces six volumes, et je lui en adresse, ainsi qu'à M. le professeur Manasséin, tous mes remerciements. J'ai vu par hasard dans cette bibliothèque un livre édité à Bordeaux en 1579 sur « Les erreurs populaires et propos vulgaires touchant la médecine » par Laure Joubert, conseiller et médecin ordinaire du Roi, livre dont notre savant collègue M. Brissaud a dû s'inspirer dans son remarquable et récent travail sur « L'histoire des expressions populaires relatives à l'anatomie, à la physiologie et à la médecine. »

accepté. On résolut alors de transporter toutes les cliniques sur un nouvel emplacement (appelé *Devitchté-Pollé*), et d'y adjoindre encore la clinique d'accouchements aux frais de Mme Paschaloff. Une subvention du gouvernement et du conseil municipal de la ville, aidée de dons considérables, permit d'inaugurer la construction de ces nouvelles cliniques dès le mois de janvier 1887. Grâce à l'aimable empressement du professeur *Kowjewnikow* et de ses assistants MM. *Grégoire Rossolymo, Serbsky* et *Takarsky*, j'ai visité dans tous ses détails cette clinique psychiatrique que je veux rapidement décrire.

L'édifice est divisé en quatre parties : la section administrative et celle des études ; celle des hommes et celle des femmes malades ; enfin celle des agités.

La première section formée d'un rez-de-chaussée et d'un étage occupe la partie médiane du bâtiment. On y trouve une salle de réception pour les malades, une autre pour leur examen, en arrière de ces deux pièces, deux appartements pour les deux médecins de la clinique. Au 1er étage, l'*auditorium* (salle de leçons cliniques) qui n'est pas ici disposé en amphithéâtre, les places des étudiants étant toutes sur une surface horizontale, un peu au-dessous de la chaire du professeur ; une pièce où attendent les malades qui doivent être introduits dans l'auditoire ; une salle de préparation ; le cabinet du professeur ; un laboratoire où les élèves se livrent aux recherches chimiques et microscopiques ; une bibliothèque pour les malades.

A l'aile gauche, se trouvent les femmes, à l'aile droite les hommes. Le rez-de-chaussée est réservé aux malades peu tranquilles. Les uns et les autres ont environs 120 m. c. d'air.

La section des agités se trouve au rez-de-chaussée, elle se compose de trois pièces d'isolement qui ont une largeur de 3 m. 40 et une hauteur de 4 m. 75

Dans les diverses parties de l'édifice, le chauffage à air chaud est assuré, au point de donner partout une température qui rarement est inférieure à 18° centigrades, et la ventilation est faite sur le modèle que j'ai déjà indiqué. Les water-closets au nombre de 12, dont 10 pour les malades, sont munis de boutons à clef que ceux-ci ne peuvent faire mouvoir, ce qui évite ainsi une grande dépense d'eau et permet de constater si les malades n'ont pas de diarrhée.

Enfin, des salles de bains au nombre de quatre, et une salle d'hydrothérapie se trouvent à chaque étage. Dans le grand parc annexé à l'établissement, existent plusieurs jardins pour les hommes et pour les femmes, pour les malades tranquilles et peu tranquilles ; enfin, un petit espace clos par des murs de toutes parts est réservé aux agités.

VI. Nouvelles Cliniques de Moscou

La clinique psychiatrique, peu différente des nôtres, que je viens de décrire rapidement et qui fonctionne déjà depuis un an environ, est une dépendance des « Nouvelles Cliniques » en construction. Dans quelques mois, celle de gynécologie et d'accouchements sera terminée à son tour et pourra recevoir des malades.

Ces nouvelles Cliniques qui ont pu être élevées, grâce aux 3 millions de roubles (7 millions de francs) offerts par de généreux donateurs, et à la libéralité du conseil municipal, occupent une superficie d'environ 20 hectares, et comprennent, en outre des cliniques psychiatrique et gynécologique, deux cliniques de médecine et de chirurgie appartenant d'une part à l'Université et d'autre part aux Hôpitaux, celles de dermatologie et de syphiligraphie, celles de thérapeutique. Elles renferment encore de grands instituts d'hygiène, de pharmacologie, de chirurgie opératoire et d'anatomie pathologique.

Toutes ces constructions ont été ou seront élevées dans des proportions grandioses ; et pour en donner une idée, je rappellerai que le simple auditorium (salle de leçons) de la clinique gynécologique mesure 9 mètres de haut, 15 mètres en longueur et en largeur. Les salles très spacieuses ne doivent pas recevoir plus de 8 à 10 lits, et quelques-unes n'en ont que deux ou trois. La ventilation et le chauffage sont, en Russie, l'objet d'une telle vigilance que leur installation et leur fonctionnement doivent absorber le tiers des dépenses.

Je crois inutile de décrire successivement toutes ces cliniques, tous ces instituts, avec leurs nombreux laboratoires, leurs salles d'études pour les élèves ou pour les maîtres, leurs bibliothèques et leurs musées. Tout ce que je peux dire, c'est que je n'ai pas vu encore un tel luxe, non seulement pour les malades, mais aussi pour les élèves et les professeurs. Quelle différence avec nos hôpitaux, et voyez si à Lariboisière et à Tenon, les architectes français se sont préoccupés d'attribuer à chaque service la plus petite salle où le médecin puisse préparer son cours et se livrer à des recherches histologiques. L'habile architecte des Nouvelles Cliniques de Moscou n'a pas hésité, avant de commencer ses plans, à aller visiter tous les grands hôpitaux de l'Allemagne, de l'Angleterre et de la France, et c'est ainsi qu'il a pu élever des constructions que l'on prendra certainement pour modèles. En multipliant dans ces cliniques, les laboratoires et les instituts, il s'est largement inspiré de cette idée, qu'à l'hôpital il n'y a pas seulement des malades, mais qu'il y a aussi des élèves qui apprennent, des maîtres qui étudient ou enseignent (1).

J'aurais encore à décrire cinq hôpitaux que j'ai visités à Moscou : l'hôpital de Catherine où j'ai vu les services des professeurs *Novatsky*, *Ostrooumoff*, *Tchérinoff*, *Manssourof* et *Kowjewnikoff* ; l'hôpital des Cliniques où j'ai assisté aux cours des professeurs *Zaccharine* et *Sclifasowski* ; l'hôpital des maladies syphilitiques (hôpital de la Miasnitzkaya) dirigé par le professeur *Alexis Pospelow*; l'hôpital ophtalmique dirigé par le professeur *Braun* avec l'assistance du Dr *Maklakoff*, privat-docent ; enfin l'hôpital de la Yausa dirigé par le professeur *Barenson* où j'ai admiré le service des maladies nerveuses du Dr *Minor*, privat-docent.

J'ai encore à parler des laboratoires, regardés en Russie comme des annexes indispensables à *tous* les services

---

(1) Je tiens à adresser ici l'expression de ma plus vive reconnaissance à M. le comte *Kapnist*, curateur de l'académie de Moscou (le titre de curateur est l'analogue de celui de recteur en France avec des attributions plus étendues), qui a bien voulu nous faire lui-même les honneurs de ces Nouvelles Cliniques ; à M. l'architecte *Bitowski*, à M. le professeur *Kowjewnikow* et à son chef de clinique, le Dr *Rossolymo*, ainsi qu'à notre cher ami, le Dr *Minor*, privat-docent, lesquels ont bien voulu nous accompagner pendant notre visite de trois heures dans ces Nouvelles Cliniques.

et qui ne le cèdent en rien, s'ils ne sont pas supérieurs, à ceux de l'Allemagne, de l'Autriche et de la France. Pour le moment, j'en ai dit assez, et je crois avoir mis en relief les trois points suivants au sujet desquels on doit, en France, poursuivre sans relâche des améliorations ou des modifications profondes :

1° l'hospitalisation des maladies infectieuses ;
2° le service des consultations ;
3° l'enseignement médical.

1° *L'hospitalisation des maladies infectieuses*, telle que nous l'avons vue avec tous ses procédés complets de désinfection à l'hôpital-baraques d'Alexandre et à l'hôpital des enfants, et un modèle qu'il faut imiter. Les faits ont leur éloquence, car ils établissent formellement l'abaissement de la mortalité des maladies infectieuses. Or, je le répète, n'est-il pas pénible de voir que les principes de désinfection et de prophylaxie des maladies contagieuses sont à peine mis en pratique dans la patrie de Pasteur, là où ils ont pris naissance? Nous sommes des semeurs d'idées, pourquoi nous dérobons-nous parfois à la récolte?

2° *Les consultations* atteignent en Russie des proportions qui nous sont inconnues. Comme je l'ai démontré, leur extension est un moyen de prévenir l'encombrement dans les hôpitaux et de réaliser ainsi de grandes économies. Chez nous, il faut tout organiser à ce point de vue : l'hygiène hospitalière sera loin d'y perdre, et le budget y gagnera plusieurs centaines de mille francs qui ne seront pas inutiles pour la fondation de nouveaux laboratoires et l'organisation de l'enseignement clinique dans les hôpitaux.

3_o *L'enseignement médical.* — Je touche ici un point extrêmement délicat. Mes observations resteront très probablement sans écho par une sorte de conspiration du silence, ou encore elles seront accueillies par quelques clameurs qu'il faut savoir affronter de pied ferme quand on veut combattre le bon combat. Mais qu'importe ? Et si je reste pendant quelque temps la *vox clamans in deserto,* je n'en aurai pas moins accompli le devoir de dire la vérité.

A Moscou, comme je manifestais mon étonnement sur la perfection de l'enseignement médical, avec son personnel de professeurs, de médecins et de chirurgiens des hôpitaux, de chefs de clinique et d'assistants, rivalisant tous de zèle pour instruire les élèves, avec ses laboratoires et ses instituts nombreux, un des professeurs de cette Université m'a dit ces paroles textuelles : « J'aime beaucoup la France ; mais, ce que j'y ai vu, il y a deux ans, au sujet de l'installation des hôpitaux et de l'organisation de l'enseignement médical, m'a été particulièrement pénible. » Ce professeur va peut-être un peu loin dans son enthousiasme patriotique ; mais il est certain que la Russie nous a surpassés, comme elle a également surpassé l'Allemagne et l'Autriche. En portant ce jugement sur notre infériorité, je me tiens à égale distance du dénigrement systématique, ou d'un enthousiasme exagéré qui nous fait souvent déclarer que tout est pour le mieux dans la plus belle Université du monde... parce que souvent nous n'en avons pas vu d'autres.

a). En Russie, comme partout ailleurs, il n'y a pas d'externes des hôpitaux, ou plutôt tous les étudiants sont externes et obligés d'en remplir les fonctions. Pourquoi maintenir ce titre illusoire, ce concours inutile, où le nombre des places à donner dépasse le plus souvent celui des candidats ? Le meilleur concours serait celui de notes obtenues aux examens de fin d'année de la Faculté de médecine, et il résulterait de sa suppression une économie de 200,000 fr. par an, pour le budget de l'Assistance publique.

b). Les concours sur titres pour la nomination des privat-docenten, des médecins et chirurgiens des hôpitaux a, en Russie, une importance capitale. On la trouvera peut-être exagérée ; cependant, il est injuste que de jeunes travailleurs qui ont enrichi déjà la science par leurs travaux originaux et quelques découvertes, ne soient pas préférés à ceux qui, dans un concours, accomplissent ce tour de force consistant à traiter une question orale de vingt minutes, ou une question écrite de trois heures, sans rien omettre. Cet effort de gymnastique cérébrale est-il profitable à la science, et croyons-nous qu'il n'y a rien à faire, lorsque nous voyons de jeunes médecins distingués abandonner leurs études et leurs travaux pour se livrer exclusivement, pendant cinq à six ans au moins, à la préparation d'un concours ? A Dieu ne plaise que je vienne ici médire du concours du bureau central, qui fait notre force et qui donne au titre de médecin ou de chirurgien des hôpitaux une valeur dont nous sommes justement fiers. Mais les travaux originaux des candidats doivent aussi peser dans la balance, et du jour où on leur attribuera *officiellemsnt* l'importance qui leur est due, la science en profitera, puisqu'elle s'enrichira de recherches nouvelles et de travaux intéressants, accomplis par des médecins qui ne resteront plus ainsi immobilisés pendant des années, par la seule préparation d'un concours écrit ou oral.

c). J'arrive maintenant à une question plus importante encore : j'ai dit qu'à Paris, dans une ville de près de deux millions et demi d'habitants, la plupart des services hospitaliers qui renferment tant et de si beaux éléments d'instruction, restent improductifs pour l'enseignement clinique. Qu'attend-on pour l'organiser ? La consécration officielle ? Vous l'attendrez longtemps, et les calendes grecques sont loin. Il ne faut rien attendre d'aucune administration, il ne faut compter que sur notre initiative et notre énergique volonté. Je dis donc à tous mes collègues des hôpitaux : A l'œuvre, et pas de faiblesses ! Fondons *nous-mêmes*, cette école de pratique médicale, organisons des cours sur toutes les branches de la médecine : aux uns, suivant leurs aptitudes, l'enseignement de la clinique interne ou externe, aux autres, celui de la thérapeutique, de la chirurgie opératoire, des maladies du larynx, des oreilles, des yeux, etc.

C'est ainsi que la consécration officielle suivra de près le *fait accompli*, et que sera fondé l'*Enseignement médical des hôpitaux*. Au-dessus, si vous le voulez, laissez la Faculté, sorte d'École de médecine supérieure, avec ses chaires de pathologie interne et externe, de thérapeutique théorique, de pharmacologie, d'anatomie descriptive, d'histoire de la médecine, de pathologie générale, etc. ; conservez cette Faculté qui, n'en déplaise à tous les Billroth haineux de l'étranger, est digne de ses aînées et continue toujours à jeter un grand éclat sur le monde scientifique. Mais l'enseignement de la pratique médicale n'est pas à la Faculté ; IL EST SEULEMENT A L'HOPITAL qui reste et restera toujours pour les élèves la meilleure école de médecine. On l'a compris ainsi, non seulement en Russie, mais aussi en Allemagne et en Angleterre, comme je l'ai déjà vu par un voyage que je fis dans ce dernier pays il y a six ans ; on l'a compris partout, sauf en France. Un directeur de l'assistance publique qui le comprendrait et voudrait agir, aurait bien mérité de la science et du pays!

d). Savoir reconnaître une supériorité, c'est bien ; mais l'expliquer, c'est mieux encore. Or, les Russes voyagent beaucoup — ce que nous ne faisons pas assez, — ils s'instruisent de l'expérience des autres, ils font des comparaisons, étudient les systèmes des divers pays; peuple très intelligent et assimilateur, il est arrivé d'un bond à la perfection, sans secousse et sans hésitation, parce qu'il est né d'hier et surtout parce qu'il n'a pas contre lui une noble, vénérable et puissante dame...

Tenez,.. la voilà qui passe. Tous les jours et par tous les temps, à la même heure et sur le même chemin, vêtue de son costume de cent ans et fidèle à ses habitudes antiques, la petite vieillotte fait sa promenade circulaire, tournant et retournant sans cesse dans un cercle dont elle ne sort jamais. Le visage sillonné de rides profondes, les traits immobiles, la physionomie sans expression, les yeux fixés sur le sol, le corps roidi et penché en avant, dans l'attitude de la paralysie agitante, elle trottine, trottine, trottine toujours. D'un mouvement presque automatique elle tourne souvent la tête ; c'est le passé qu'elle regarde. Veut-elle presser le pas ? Elle trébuche en avant. Puis, au moindre obstacle, la voilà qui, prise de rétropulsion, revient précipitament en arrière, et tremblotante, elle s'agite croyant agir.

Mais, tout près de la vieille, attentif et fort empressé, quel est donc ce jeune et gros gars, aux jarrets d'acier, aux muscles vigoureux, à la mine épanouie et à la face rubiconde ? C'est son chevalier servant, très bien en cour, c'est son protégé et son protecteur à la fois. C'est le *satisfait* de l'heure présente, l'enthousiaste du passé, le contempteur de l'avenir.

Cette noble dame, vous l'avez reconnue : elle se nomme la ROUTINE !...

Que faut-il donc pour la renverser ? Un simple coup d'épaule, dites-vous ?

Mais, vous comptez sans le chevalier servant !...

———

CHAPITRE II

NOTES ET IMPRESSIONS DE VOYAGE SUR LA RUSSIE

I. Paris à Varsovie.

Par arrêté du 26 mai dernier, M. le Ministre de l'Instruction publique me chargeait, avec mon ami Schwartz, chirurgien des hôpitaux, d'une mission — absolument gratuite — en Russie, en Autriche et en Allemagne, à l'effet d'y étudier l'installation des laboratoires et des hôpitaux, ainsi que l'enseignement et les progrès de la thérapeutique.

Pour accomplir sérieusement cette mission, et ne voulant pas en faire l'objet d'un voyage d'agrément, nous décidâmes de partir seulement au mois d'octobre, juste à l'époque de la reprise des cours dans les diverses Universités que nous nous proposions de visiter. Quelques jours avant notre départ, M. le docteur Lesguillons (de Compiègne) avait été adjoint sur ma demande, à notre mission, pour étudier plus particulièrement les questions relatives à l'hygiène. Je voulais aussi que notre distingué confrère et ami pût représenter la médecine de Province trop souvent délaissée. En agissant ainsi, j'étais convaincu de mettre une fois de plus en pratique nos principes de décentralisation scientifique, en vertu desquels les médecins des départements ont le droit, comme ceux de la capitale, d'être à l'honneur après avoir été à la peine.

Le samedi 6 octobre, à 7 heures du soir, nous partions par l'orient-express directement pour Vienne où nous arrivions le lendemain soir vers dix heures.

Pour le moment, je laisserai cette ville de côté, et comme les Universités autrichiennes sont l'image des universités prussiennes, je réunirai plus tard dans une même description l'Allemagne et l'Autriche, ces deux inséparables par la politique et par la science.

Après avoir séjourné à Vienne seulement deux jours et demi bien employés à visiter l'université et les divers hôpitaux, nous partons le 10 octobre à midi pour Varsovie où nous arrivons le lendemain matin à 6 heures.

*
* *

Nous allons, si vous le voulez bien, chers lecteurs, parcourir ensemble et très rapidement, vous par la pensée, et moi par le souvenir, d'assez grandes distances.

Vous êtes prêts à me suivre, c'est entendu? Alors, accompagnez-moi dans ces lointaines pérégrinations.

Après avoir quitté Vienne, vous traversez sur un magnifique pont, « le Danube aux eaux d'azur », on le dit du moins, car elles étaient alors d'un jaune très prosaïque.... Le train part à toute vitesse, mais pas assez vite cependant pour nous empêcher de distinguer nettement le nom d'une station qui rappelle un glorieux souvenir: Wagram. Vous faites comme moi, n'est-ce pas ? Vous vous penchez à la portière, vous contemplez ces vastes plaines arrosées victorieusement du sang de nos grands ancêtres, et comme nous, avec nous, vous vous découvrez avec une patriotique émotion, parce que certains souvenirs deviennent parfois des espérances.... Puis, plus loin, beaucoup plus loin, vous franchissez la rivière de la Thaya qui sépare la province de Moravie de l'Autriche proprement dite, et vous commencez à apercevoir au loin et à l'Est la chaîne des petits Karpathes. Vous entrez alors dans les belles plaines de la Moravie, fertilisées par un grand cours d'eau aux nombreux méandres, la Morawa ou Marche : ici de grandes prairies où paissent des troupeaux ; là, à votre droite des forêts de sapins ; à gauche, la plaine verte qui se confond par un beau soleil avec les plaines azurées du ciel ; plus loin, les petits Carpathes qui tantôt s'éloignent, tantôt se rapprochent de vous, et en avant d'eux quelques monticules perdus dans les nuages, d'où vous apercevez de temps en temps les ruines d'un vieux château ou encore de superbes couvents semblables à des forteresses.

Toute cette contrée est fertile, bien cultivée, elle est, comme on l'a dit « le grenier à blé » de l'Autriche ; et de temps à autre, à partir de la station de Hradisch (Hradisté), vous voyez les rudes travailleurs des champs avec leurs femmes, les Slovaques, marchant pieds nus en joli costume national aux robes courtes et de couleurs éclatantes.

Après avoir franchi la gare importante de Prérau, (ou Prérow en tchèque, (car les noms des stations sont écrits à la fois en Allemand et en langue tchèque), et admiré les belles ruines du château d'Helfenstein, vous arrivez à cinq heures du soir à Zauchtel dans un site charmant, et vous pénétrez dans la fertile vallée arrosée par la Beczwa.

*
* *

Nous voilà vers la frontière de la Moravie et de la Silésie autrichienne. Le spectacle change aussitôt : les terres bien cultivées se font plus rares, la campagne est moins belle, les maisons ont perdu leur coquetterie, vous traversez de grandes forêts de sapins, et comme le jour baisse et qu'il n'y a plus rien à voir, vous prenez un peu de repos dans le sleeping-car.

A neuf heures du soir, vous êtes à Granitza, première station de la Pologne russe. Tout le monde descend, c'est la visite de la douane. Voilà une visite sérieuse, je vous en réponds : un gendarme nous avait emporté nos passe-ports avant d'arriver à la station pour nous les redonner une heure après, à notre départ, avec un sourire dans la voix et en nous disant ce simple mot : Français. L'examen des bagages se fait dans le silence le plus absolu, les voyageurs ne doivent pas enlever eux-mêmes les casiers de leurs malles ; ce sont les employés de la douane qui se chargent de ce soin et je vous assure qu'ils sont très experts dans ce genre d'exercice; très convenables, très polis, un peu trop silencieux, ils fouillent avec art tous les coins et recoins de vos malles, toutes les dépressions de vos couvertures, et si quelques nihilistes parviennent à pénétrer dans ce pays avec leurs redoutables et criminels engins, c'est qu'ils sont bien malins.

Avant de rejoindre le chemin de fer, on nous fait payer un droit de 36 kopecks pour nos trois malles. Tiens, me disais-je, on cherche partout, en France, de nouveaux impôts à établir. En voilà un légitime, et qui peut devenir très productif. (Renvoyé à nos ministres des finances en détresse, le mot « détresse » s'adressant aussi bien aux ministres qu'aux finances).

Nous regagnons donc notre train après une heure d'arrêt; le chemin de fer s'ébranle, nous voilà repartis. Mais puisque, chers lecteurs, vous avez bien voulu me suivre dans mon voyage, vous faites comme moi à dix heures du soir : Vous vous endormez d'un profond sommeil, et vous êtes à six heures du matin à Varsovie après avoir franchi 712 kilomètres, et après avoir passé 18 heures en chemin de fer, sans presque vous en douter.

II. Varsovie

Nous sommes le 11 octobre dans l'ancienne capitale de la Pologne où nous ne devons rester qu'une journée. Je dirai donc peu de chose de cette grande ville de plus de 500.000 âmes, remarquable par ses rues larges et régulières, mais bien mal pavées, et aussi par les beaux palais de ses environs, ceux de Poniatowski et de Potocki que nous n'avons pas eu malheureusement le temps de voir. Je citerai cependant l'église Sainte-Croix où se trouve le tombeau de Chopin ; le jardin de Saxe, promenade située au centre de la ville et tout près de laquelle on voit la statue de Copernic par Torwaldsen ; le quartier juif, population grouillante, caractéristique par sa malpropreté et par une infinité de types qu'on n'oublie jamais ; enfin, le beau fleuve de la Vistule trois ou quatre fois large comme la Seine à Paris et sur laquelle est jeté un pont superbe.

Dès notre arrivée à Varsovie, nous allons visiter l'hôpital Jésus où nous sommes très aimablement reçus par son directeur, M. le Dr *Kobylanski*, par les Drs *Baranowski*, *Lubeski* et *Pollak*, le distingué rédacteur du Journal d'hygiène. Cet hôpital, qui renferme 500 malades, est une construction assez vieille aux salles peu élevées, la plupart mal aérées, au moins si j'en juge par quelques services que j'ai pu visiter.

Mais le dévouement et la science de ses médecins et chirurgiens suppléent largement aux défectuosités de l'hygiène. Et ce n'est pas ici un compliment banal que j'adresse à mes distingués confrères, car mon ami, le Dr Schwartz, vous racontera les belles et nombreuses opérations d'un jeune chirurgien, aussi habile que modeste, le le Dr *Krazewski*, et les résultats vraiment remarquables qu'il a obtenus dans des locaux et avec des appareils tout à fait insuffisants. Je visite ensuite le service intéressant du Dr *Pawinski*, dont j'ai analysé, dans la ***Revue générale de clinique et de thérapeutique***, le remarquable travail sur le sulfate de spartéine ; mon distingué confrère me fait voir plusieurs affections du cœur et des vaisseaux, parmi lesquelles un beau cas de cardiopathie artérielle et un type d'artério-sclérose généralisée avec bruit de galop. Le Dr Pollak s'est mis très obligeamment à notre disposition pour nous montrer les grands travaux d'assainissement des égouts de Varsovie, ce que nous n'avons malheureusement pu faire, faute de temps.

Nous le remercions de son amabilité ainsi que notre sympathique confrère le Dr *Héring*, un des laryngologistes les plus renommés dont les travaux sur la phtisie laryngée et son traitement par l'acide lactique sont si connus, et le Dr *Benni*, ancien interne des hôpitaux de Paris, et auteur d'une thèse souvent citée sur la gangrène sénile.

Dans la journée, nous allons voir l'Université de médecine malheureusement fermée ce jour-là ; nous rendons visite à quelques-uns de ses professeurs et parmi eux au professeur *Lukianof* que je n'ai pu voir à mon grand regret, et dont je veux rappeler les travaux fort intéressants sur l'oblitération expérimentale des artères caronaires.

Dès le lendemain, après 24 heures de séjour, nous quittons Varsovie où nous avions éprouvé les fréquentes alternatives de chaud et froid qui n'en font pas un lieu de séjour préféré pour les maladies de poitrine. Ainsi, on nous a raconté l'écart considérable survenu dans la température du 6 septembre 1885. Dans la journée, celle-ci était de 39° et le soir à 9 heures, elle serait tombée à 0° !

III. Varsovie à Moscou

Le 12 octobre, à 8 heures 53 du matin nous partions pour Moscou où nous devions arriver le lendemain soir à 7 heures, après 34 heures passées en chemin de fer.

Nous voilà bien installés dans notre sleeping-car pour notre long voyage. En Russie, les wagons sont très confortables, et ressemblent à de véritables chambres roulantes ; ils sont bien chauffés, trop chauffés même avec des doubles fenêtres partout, comme du reste dans tous les appartements où, nous autres Parisiens, nous avons à nous plaindre de la trop grande chaleur, ce qui m'a fait dire que le pays où l'on a le plus chaud... dans les appartements, est la Russie. Il y a même, à ce sujet, un mot bien vrai que j'ai trouvé dans les impressions de voyage d'Alexandre Dumas père: « En Russie, dit-il, on *voit* le froid, on ne le *sent* pas; en Italie, on le sent, on ne le voit pas ».

Le train s'ébranle, et quelques heures après, nous entrons dans un pays inconnu pour nous, où dejà une certaine couleur locale apparaît à nos yeux.

Mais, dans tout ce long parcours à travers la Russie jusqu'à Moscou, l'aspect est invariablement le même: les plaines succèdent aux plaines, les steppes aux steppes, les bois de bouleaux au bois de bouleaux ; rien qui égaie le regard, et qui change la monotonie du trajet. C'est une mer de plaines où l'œil inquiet cherche en vain un site un peu pittoresque où il puisse se reposer un instant. Et pendant que nous traversions ces énormes distances coupées de temps en temps par de grands cours d'eau, notre pensée se reportait avec un sentiment d'admiration mêlé d'effroi sur cette marche hardie et folle de Napoléon 1er et de cette pauvre armée moitié mourante de faim et de froid à travers ces plaines sans fin et sans espoir ; nous nous disions que la Russie est invincible, aussi bien par la rigueur de son climat et l'immensité de son territoire que par la valeur de ses généraux et le courage de ses soldats. L'exemple de Napoléon 1er à Moscou, et auparavant celui de Charles XII à Poltava sont là pour le prouver!

***

Mais, si la nature n'offre rien d'intéressant à voir, il n'en est pas de même des habitations, des villes ou villages qui ne rappellent rien de ce que nous voyons tous les jours.

A trois heures environ de Varsovie, voici le paysan russe, le *moujick* qui apparaît: il a comme vêtement une pelisse de laine grise et épaisse, la *chouba*, et pour l'hiver qui commence, il a déjà endossé la *touloupe,* fourrure de peau de mouton qu'il porte retournée la laine en dedans sous forme de tunique assez longue serrée à la taille; quand elle est neuve, elle est d'une couleur saumonée assez agréable, mais quand elle est vieille, elle est, cela se comprend, d'un gris sale, crasseux et très malpropre. Or, comme le fait remarquer Théophile Gauthier, le moujick est fidèle à sa touloupe comme l'Arabe à son burnous: « Une fois endossée, il ne a quitte plus, c'est sa tente et son lit; il l'habite nuit et jour, dort avec elle dans tous les coins, sur tous les bancs, sur tous les poêles. Ces hommes à longs cheveux, à longues barbes, vêtus de peaux de bêtes n'ont cependant rien de farouche et d'alarmant; ils ont la physionomie douce, intelligente, et leurs manières polies feraient honte à la brutalité de nos portefaix. » Coiffés d'une calotte en poil de renard, quelques-uns portent déjà de grandes bottes fourrées remontant jusqu'aux genoux.

Voici des femmes vêtues de la *sarafane*, sorte de robe rouge ou verte, attachée au-dessus de la poitrine sous les aisselles, avec une coiffure formée d'un fichu de même couleur dont l'extrémité tombe dans le dos.

Les habitations des paysans que l'on aperçoit de temps à autre s'appellent des *isbas*. Ce sont des maisonnettes, ou plutôt des huttes en bois, couvertes en chaume, isolées ou pressées les unes contre les autres, très basses, avec des fenêtres petites comme des lucarnes.

*
* *

Après trois heures de chemin de fer, nous voyons enfin une petite ville du nom de Sjedlez, où pour la première fois nous apercevons une belle église avec ses trois clochetons dorés; puis, après avoir traversé les petites villes de Lukow, de Miendsirschetsch, de Biala (sur la Sna), nous passons sur le Bug, affluent de la Vistule, et nous admirons la forteresse de Terespol, un peu avant la grande station de Brest-Litewki, remarquable par sa belle gare. A une heure et demie du matin, nous traversons, un peu avant d'arriver à Borisow, la Bérésina, de triste mémoire, juste au point où une grande partie de notre malheureuse armée fut engloutie en 1812. On s'attend à voir un fleuve considérable et impétueux; il n'en est rien, la rivière est peu large et son cours paraît bien paisible.

A Smolensk, où nous sommes à 8 heures du matin, le spectacle change un peu, nous entrons dans la « grande Russie » après avoir quitté la Lithuanie. La ville est à notre droite, bâtie en amphithéâtre avec de nombreux jardins, des églises aux coupoles de toutes les couleurs, avec des maisons dont la plupart des toits sont verts et les façades peintes en rouge, en bleu tendre et le plus souvent en rose saumonné. Pendant une demi-heure environ, nous avons un peu de paysage autour de nous; le Dniéper coule à notre droite en serpentant au loin; çà et là apparaissent quelques coteaux boisés, puis reviennent les forêts de bouleaux et de sapins auxquelles succèdent encore et toujours les plaines interminables. Au milieu de la journée, vers midi, nous arrivons à Wjasma, ville de 13,000 habitants avec 22 églises, une gare monumentale ressemblant à un château-fort.

Enfin, à 7 heures du soir, après avoir traversé la Moskowa, nous entrons à Moscou, la ville sainte, la ville extraordinaire et féerique dont il faut bien dire quelques mots après vous avoir raconté nos visites dans les hôpitaux. Nous allons nous y arrêter avec bonheur par la pensée et par le souvenir; vous verrez quelles douces émotions les Russes nous ménageaient, et comment ils aiment et honorent la France.

IV. Moscou

Dans mon lointain voyage, vous m'avez, chers lecteurs, accompagné jusqu'à Moscou, où nous sommes arrivés le 13 octobre vers sept heures du soir. Nous sommes reçus à la gare par le Dr *Minor*, privat-docent à la Faculté de médecine, accompagné d'un de ses élèves, M. *Korotnef*, qui viendra tous les matins, se mettre gracieusement à notre disposition et nous accompagnera dans nos excursions durant les six jours — trop courts, hélas! — passés à la ville sainte.

Avant de reprendre mon récit, je veux d'abord adresser d'ici mes plus sincères remerciements, à l'élève qui a été si parfait pour nous, au maître, au Dr Minor, envers lequel j'ai contracté une double dette de reconnaissance, pour son accueil si gracieux et si empressé, pour les soins donnés à une sorte d'angine infectieuse, dont j'ai été malheureusement atteint en arrivant. C'est grâce à lui et à mes charmants compagnons de voyage, que j'ai pu continuer mes visites dans la ville et les hôpitaux. — « *Rouka roukou moiet* », dit un proverbe du pays, ce qui littéralement signifie : *une main en lave une autre*, et ce que je traduis à l'adresse de nos amis par ces mots : Vos bienfaits appellent nos bienfaits.

Nous voici installés à notre hôtel (Gostinitza Dussaux), où notre qualité de Français n'a pas été étrangère à l'aimable réception qui nous a été faite. Après notre dîner, et malgré la fatigue de 36 heures passées en chemin de fer, nous voulons faire une promenade dans les rues avoisinant notre demeure... Ici, se place une petite anecdote qu'en historien fidèle, je dois vous conter.

Quand on va dans un pays étranger et lointain, et que ce pays s'appelle la Russie, il faut bien apprendre à l'avance, pour prendre ses repas et faire des excursions, quelques mots usuels de la langue du pays. Là, par exemple, il n'y a point de tarifs pour les cochers (*istvoschiks*), d'où l'obligation de discuter sans cesse le prix d'une course qui varie ainsi suivant leur bon plaisir. Par conséquent, il faut savoir non seulement compter, mais aussi leur dire : *skolka* (combien ?) *stoï* pour arrêter, *pramo* (tout droit) *na prava* (à droite), *na liéva* (à gauche), *niet* (non), *da* (oui), etc. Vous comprenez que nous étions presque impatients de montrer nos faibles connaissances en langue russe. L'occasion ne se fit pas longtemps attendre. Deux *istvoschiks* nous proposent leurs services par ces mots : *Pajal's, gospodine* (s'il vous plaît, monsieur ?). L'un de nous répond : *zaftrac* pour *demain*. Aussitôt les deux automédons deviennent légion ; plus nous répétons *zaftrak*, plus il en vient ; les voilà cinq, six, huit qui nous font la conduite avec force protestations en apparence très aimables, au moins d'après les gestes... Que se passait-il donc ? Demain se dit : *zaftra*, et non *zaftrak* qui signifie déjeuner !... Décidément, me suis-je dit, Moscou est une ville comme une autre ; cela manque de couleur locale, et comme à Paris, les cochers ne résisteraient pas à une invitation... à déjeuner.

*
* *

Le lendemain matin, nous accomplissons un premier devoir en allant déposer nos cartes chez le curateur, premier fonctionnaire de l'Université (comte *Kapnist*), chez le recteur M. le professeur *Iwanoff*, et chez le doyen de la Faculté le professeur *Klein*, qui, dès le soir même, nous rendent notre visite avec un gracieux empressement.

Nous nous dirigeons ensuite, accompagnés de notre excellent confrère le Dr Minor et de notre cher inséparable M. Korotnef, à l'hôpital de Catherine la Grande. A l'entrée, nous sommes reçus très courtoisement par le professeur *Novatsky*, directeur de l'hôpital, l'un des plus habiles chirurgiens de la Russie. Les étudiants en grand nombre sont accourus pour nous souhaiter la bienvenue, et c'est au milieu d'une double haie d'élèves sympathiques que nous parcourons les couloirs, avant d'arriver à l'auditorium où le professeur de cliniqne médicale, M. *Ostrooumoff* avait commencé sa leçon. L'accueil est chaleureux. A mon arrivée, le professeur s'interrompt, il vient à moi les mains tendues, et prononce à l'adresse des médecins français quelques paroles très bienveillantes à ses élèves. Ceux-ci se lèvent, et battent deux fois des mains.

Pendant la leçon à laquelle j'ai assisté, les Drs Lesguillons et Schwartz, qui avaient été visiter les salles du professeur Novatsky, viennent me rejoindre. Les étudiants se lèvent de nouveau et saluent l'arrivée de mes amis par leurs applaudissements répétés. — La leçon est finie; nous allons nous retirer, les applaudissements recommencent. On me conduit alors dans le laboratoire du professeur où cinq microscopes sont placés sur des tables. MM. les chefs de clinique, les Drs *Longovoï* et *Tandoff,* me font voir de très belles préparations histologiques d'endartérites diverses, de néphrites interstitielles par endartérite des artères rénales, de myocardites et d'artério-sclérose du cœur. « Ces affections artérielles sont donc bien fréquentes en Russie », demandai-je? On me répond par l'affirmative, en ajoutant qu'on a voulu surtout me montrer qu'à Moscou on suivait mes travaux avec intérêt. Je vous assure, chers lecteurs, que je n'en ai conçu aucune vanité; car les Russes sont gens si aimables qu'ils sont naturellement portés, dans leur indulgente bienveillance, à exagérer les faibles mérites de leurs confrères étrangers. Toujours est-il que dans la soirée, le Dr Longovoï, auteur de travaux importants sur l'uréthane et la néphrite cantharidienne, venait de la part de son savant maître le professeur Ostrooumoff, me faire hommage d'une boîte où se trouvaient rangées plusieurs préparations histologiques concernant la cirrhose graisseuse du foie, les lésions hépatiques dans l'anémie pernicieuse, les endartérites du rein, du cerveau et surtout du cœur, etc. A mon retour à Paris, j'ai étudié avec mon interne, le Dr Weber, ces diverses préparations dont nous avons admiré la netteté vraiment remarquable.

Nous sommes conduits à la clinique du Dr *Manssourof,* professeur de syphiligraphie et de dermatologie. Là, on comptait sur la présence d'un de nos meilleurs maîtres en syphiligraphie, du Dr Mauriac dont l'arrivée en Russie avait été annoncée par suite d'un malentendu. On s'apprêtait à lui faire une réception digne de ses beaux travaux, et je vous avoue que ce n'est pas sans une légitime fierté, pour la science française d'abord, ensuite pour notre journal qu'il honore de sa précieuse collaboration, que j'ai entendu si loin prononcer son nom avec sympathie. Le professeur nous fit les honneurs de son service avec une grâce charmante dont je veux le remercier ; il nous montra plusieurs malades intéressants, nous fit hommages de plusieurs de ses travaux, nous rappela qu'il avait été l'un des premiers adeptes de la syphilisation d'Auzias-Turenne et nous entretint de ses idées sur le traitement de la syphilis : « Le mercure — dit-il — fait la sûreté ; l'iodure fait la rapidité de la guérison. »

Nous voici maintenant dans le service du Dr *Kowjewnikow*, professeur de clinique psychiatrique. Il nous reçoit d'une façon extrêmement gracieuse, ainsi que le Dr *Rossolymo*, son chef de clinique qui, pendant tout notre séjour à Moscou, s'est mis à notre disposition avec un empressement sans égal. On nous montre plusieurs cas fort intéressants, plusieurs hystéries masculines dont le Dr *Oseretzkowski* a démontré dernièrement la fréquence dans l'armée russe.

Il est midi. Nous allons à l'Institut anatomique dirigé par le professeur *Klein*, doyen de la Faculté, avec l'assistance du Dr *Cherwinski*, professeur extraordinaire. Toujours même empressement à nous recevoir.

Une heure plus tard, nous sommes à l'hopital des Cliniques où nous trouvons le professeur *Sklifassowski*, un des chirurgiens les plus renommés de la Russie. Là, nous admirons un superbe amphithéâtre dont on a déjà lu la description (1), nous entendons la leçon du professeur sans rien y comprendre, tout en admirant l'élégance et la douceur de la langue russe dont le professeur est, dit-on, l'un des plus éloquents interprètes. Après avoir pratiqué devant nous, avec une sûreté admirable de main, une opération de sarcôme ulcéré du sein, il nous parle de la façon la plus gracieuse, dans le plus pur français que tous les savants Russes connaissent du reste admirablement, et il nous engage à venir assister le lendemain à une ovariotomie qu'il doit faire sur une femme venue d'Irkoust (Sibérie) pour se faire opérer.

Mais j'y songe.... Nous venons de passer cinq heures à visiter tous ces services, cinq heures qui nous ont paru si courtes, grâce à l'amabilité de nos confrères. Deux heures vont sonner, nos cœurs

(1) *Revue générale de Clinique et de Thérapeutique*, 1889, no 1.

sont joyeux, mais nos estomacs sont en détresse et réclament. Allons déjeuner au *Slavjanski-Bazar* et nous emploierons le reste de la journée à visiter le Kremlin et la ville dont je parlerai plus tard.

Le soir, nous rentrons à l'hôtel, et là, on nous traduit un article du *Messager de Moscou* qui nous souhaite la bienvenue dans les termes les plus flatteurs.

*
* *

La journée n'était pas terminée encore : le Dr Minor, avec sa charmante femme, nous a fait les honneurs d'une loge à l'Opéra, — théâtre immense pouvant contenir près de 3000 personnes — où nous entendons avec le plus grand plaisir, tout à côté de la loge impériale, un opéra russe, la *Roussalka*. Les étudiants qui nous paraissent aimer beaucoup la belle musique et bien connaître cet opéra, applaudissent vigoureusement une chanteuse, Mme *Pawlowskaïa*, très charitable, nous dit-on. Nous joignons nos applaudissements très mérités aux leurs.

Telle est notre première journée bien employée, comme vous le voyez. — Le lendemain, pour donner à notre tour une preuve de sympathie à l'Université de Moscou, nous assistons aux obsèques du professeur *Polumine*, ancien doyen de la Faculté. — Le surlendemain, nous visitons le Cercle des médecins, excellente institution qui comprend déjà 500 membres, les médecins y étant admis pour 40 roubles par an, leurs femmes pour 10 roubles. Ce cercle fondé il y a 4 ans, renferme des salles de danses et de jeux, une belle salle de lecture où l'on peut lire les principaux journaux de médecine de Russie et de l'étranger.

Vous raconterai-je maintenant, par le menu, toutes nos excursions des jours suivants ? Nos visites aux nouvelles et superbes Cliniques en construction, que le curateur de l'Université, M. le comte *Kapnist* s'est si gracieusement offert de nous montrer, trois heures durant, avec l'assistance de l'éminent architecte, M. *Bitowski*, du professeur *Kowjewnikow*, les Drs *Minor* et *Rossolymo* ; — à l'hôpital des Cliniques, où nous voyons le service du professeur *Tchérinoff* et où nous assistons à une leçon du professeur *Zaccharine*; — à l'hôpital ophthalmique dirigé par le professeur *Braun*, où nous sommes reçus si aimablement par le plus aimable des confrères, le Dr *Maklakoff*, privat-docent de la Faculté; — à l'hôpital de Miasnitzkaja où le Dr *Pospelow*, professeur de syphiligraphie, nous accueille avec un gracieux empressement que nous n'oublierons jamais ; — à l'hôpital de la Yausa, dirigé par le professeur *Berenson*, où nous admirons le service des maladies nerveuses du Dr *Minor*.

Toutes ces descriptions trouveront plus tard leur place. Aujourd'hui, il faut se borner au récit de la partie anecdotique de notre voyage, et mon but est à la fois de raconter l'accueil enthousiaste qui a été fait à la mission *française*, et d'en témoigner à nos confrères russes notre profonde reconnaissance. Partout les mains se tendaient vers nous, partout l'empressement le plus gracieux pour rendre notre séjour agréable, partout les marques de la plus vive sympathie pour notre qualité de Français et pour la science de notre pays. Le Dr *Caspari*, l'habile médecin de l'hôpital Golitzynskaïa, auteur du premier travail sur la névrite, me fait l'honneur de m'appeler plusieurs fois en consultation. Je reçois de la ville d'Efremoff (du gouvernement de Toula) un télégramme me priant de retarder mon départ au sujet d'une malade qui veut parcourir 150 lieues pour consulter un médecin français... Si je raconte toutes ces choses, ce n'est pas pour en tirer un sentiment de vanité personnelle, c'est pour bien démontrer le mouvement de vive sympathie de la Russie vers la France.

* * *

Lisez-moi jusqu'au bout, et vous éprouverez avec moi la plus douce des joies.

Le 17 octobre, le professeur *Sclifassowski*, qui avait invité pour la circonstance plusieurs de ses collègues de la Faculté, nous recevait à diner avec sa charmante femme qui fait d'une façon si gracieuse les honneurs de sa maison. Après le repas, il se lève, et le verre en main, il porte un toast « à la France qui doit reprendre sa place prépondérante dans le monde ». Dans mon toast à la Russie, je lui réponds, « qu'il se trompe, qu'il est une place que la France n'a jamais perdue et qui lui suffit, c'est celle qu'elle a gardée dans le cœur des Russes. » Après un toast très applaudi de Schwartz qui lève son verre en l'honneur de Sclifassowski, « le grand élève du grand Pirogoff », notre ami Lesguillons obtient un succès bien mérité en portant un toast aux dames russes « dont la maîtresse de la maison est la si charmante personnification. » (Vous voyez qu'à Compiègne où exerce notre ami, la galanterie française n'a pas perdu son bon renom).

Puis, c'est le professeur *Pospelow*, c'est le professeur agrégé *Maklakof* qui nous offrent la fameuse « zakouska » (déjeuner froid), dans ce jour mémorable où nous avons dû assister à trois déjeuners et à un banquet dont on nous avait réservé la surprise. Ce banquet qui a eu lieu la veille de notre départ, à 5 heures, dans le superbe restaurant de l'Ermitage, réunissait une quarantaine de médecins parmi lesquels plusieurs professeurs de la Faculté, des privat-docent, des chefs de clinique et des assistants. Quelle soirée inoubliable, et quels délicieux souvenirs! Malgré mon état de santé et à peine remis de mon indisposition, j'ai dû prendre cinq fois la parole pour répondre aux toasts chaleureux des Drs *Maklakloff*, *Sprimont Rossolymo Towasky* et *Minor*, etc. Dans ces toasts, c'était la France, toujours la France qui était invoquée; c'était la science française qu'on honorait dans le passé et dans le présent, c'était toujours elle que l'on fêtait, cette science si indignement calomniée par un envieux et un jaloux, par le saxon Billroth, égaré en Autriche; c'est elle qu'honorait encore et toujours un des convives, lorsqu'il a levé son verre à l'UNIVERSITÉ DE FRANCE et à ses plus éminents représentants à Pasteur et à Charcot! » Je fais proposer alors de leur adresser un télégramme, et séance tenante, celui-ci est envoyé à nos illustres compatriotes, avec l'expression d'une profonde admiration pour leurs travaux et leurs découvertes.

M. *Bitowski*, l'habile architecte des nouvelles Cliniques, boit « à l'art français si bien représenté par Viollet-le-Duc. » L'allusion n'était-elle pas gracieuse à l'égard de notre confrère de la ville de Compiègne si connue par son château voisin de Pierrefonds ? Aussitôt Lesguillons, dans une improvisation très applaudie, nous montre qu'il joint à ses qualités de médecin, celle d'artiste connaisseur.

Un autre convive boit à la chirurgie française, et Schwartz répond aux applaudissements de tous, par l'éloge du grand chirurgien dont la Russie s'honore dans le passé, du professeur Pirogoff.

Le docteur *Tovarsky* se lève, et porte un toast « au président du banquet, à l'auteur du Traité des névroses ». On me permettra de reproduire ici ma réponse que j'ai été si heureux de transformer en un hommage rendu à la mémoire vénérée de mon maître Axenfeld :

« Votre gracieuse réception, votre chaleureux accueil remplissent nos cœurs français de sentiments affectueux et reconnaissants, et je ne trouve pas les expressions suffisantes pour les traduire. Je porte un toast à nos confrères de Moscou, à Moscou que nous n'oublierons jamais et que nous viendrons visiter à nouveau. Vous connaissez ce vieux dicton : « *Voir Naples et mourir.* » Or, j'ai vu Naples, il y a quinze ans, et vous voyez qu'heureusement pour moi ce dicton n'est pas absolument exact. Aussi, je veux vous en proposer un plus vrai, c'est celui-ci : *Voir Moscou... et vivre pour le revoir encore.* »

Mais, je dois répondre au dernier toast qui vient de m'être porté. Je vous remercie de rappeler un souvenir cher à mon cœur ; car votre toast s'adresse, par delà la tombe, à mon maître Axenfeld, le premier auteur du *Traité des névroses* dont je n'ai été que le continuateur, ou l'humble commentateur. Mais, c'est un des plus grands honneurs de ma vie d'avoir été choisi par mon maître pour continuer son œuvre interrompue par la mort. Et puisque vous faites allusion à ce Traité des névroses, permettez-moi de vous reporter à l'introduction du livre où j'ai été si heureux de rendre hommage aux brillantes qualités d'esprit et de cœur de ce savant, de cet homme de bien, « de ce cœur aimant et généreux, dont la mémoire était impeccable, qui a été l'honneur de notre Faculté et auquel il n'a manqué que de vivre pour en devenir la gloire. « Mais j'y songe... ce maître était l'un des vôtres, il nous venait de la chevaleresque Russie, il était né de parents russes à Odessa... Il y a 23 ans, je l'ai connu, admiré et aimé ; il y a donc 23 ans que j'ai appris à vous connaître, à vous admirer et à vous aimer. Et lorsqu'avec émotion, je lève mon verre à la mémoire vénérée de mon cher maître Axenfeld, votre compatriote devenu le nôtre, je vois les deux pays réunis dans les mêmes sentiments généreux et affectueux, et c'est ainsi que je bois : *à la Russie que nous aimons, à la France que vous aimez !*

Les Drs *Sprimont* et *Rossolymo* prennent à leur tour la parole, et je réponds au premier, le directeur du *Méditsinskoje Obosrénié*, en portant un toast à la Presse médicale dont il est l'un des plus dignes représentants.

Le Dr *Minor*, dans un spirituel discours, nous parle d'hypnotisme, « une question bien étudiée en France, mais à laquelle les Français n'entendent rien. Car ils ne savent pas endormir, ils ne savent que réveiller. Aux Français qui réveillent ! »

Enfin, j'allais oublier que le professeur agrégé *Maklakoff* avait ouvert d'une façon charmante la série des toasts en buvant « au resserrement des liens d'amitié qui unissent les Français et les Russes. »

. . . .

Le dîner est terminé ; nous nous retirons dans les salons de l'Ermitage que nous quittons seulement vers minuit, après de charmantes causeries, après avoir entendu, tête découverte, l'hymne du tsar, de ce sage et puissant arbître de la paix....

*
* *

Nous avons raconté, comme nous le devions, à M. le ministre de l'instruction publique, le résultat de la mission qu'il nous avait confiée. Voulant donner à l'Université de Moscou un témoignage de sa reconnaissance et de la nôtre, le ministre a décidé, sur ma demande, d'adresser à la Faculté de médecine de Moscou un vase de Sèvres, qui va bientot partir et qui doit arriver pour la fête de l'Université de cette ville le 24 janvier prochain. Ce vase porte gravée sur son soble l'inscription suivante :

LE MINISTRE DE L'INSTRUCTION PUBLIQUE ET DES BEAUX-ARTS

DE LA RÉPUBLIQUE FRANÇAISE

A L'UNIVERSITÉ DE MÉDECINE DE MOSCOU

Mission médicale française, octobre 1888.

*
* *

Il est impossible de raconter tous les charmants incidents de notre mission. Pour terminer, en voici un qui restera éternellement gravé dans notre mémoire.

C'était le 16 octobre. Je me présentais avec le Dr Lesguillons, à la clinique du professeur *Zaccharine*, un des plus éminents médecins de toute la Russie. Le professeur faisait alors sa leçon; on l'avertit de notre arrivée. Aussitôt, il se dirige vers nous, et nous serrant les deux mains avec effusion, il nous témoigne son vif plaisir de nous recevoir, et nous prie de prendre place à ses côtés, pour assister à son cours. Il le fait moitié en russe, moitié en français, avec une méthode d'exposition et de discussion qui est un art pour lui. Après l'examen du diagnostic sur un cas de syphilis hépatique, il termine sa leçon au bout d'une demi-heure. Soudain, le professeur se lève je le vois nous désigner de la main, il s'exprime avec chaleur, puis je l'entends citer des noms connus comme Laennec et Pasteur; et pendant qu'il parle, un certain frémissement semble parcourir tout l'auditoire. Alors, se tournant vers nous, il nous adresse ces paroles :

Messieurs, je vais vous traduire en français ce que je viens de dire en russe à mes élèves. Voici ce que je leur ai dit : Je vous donne pour aujourd'hui le droit de manifester vos sentiments comme vous les éprouvez (1). Les délégués du gouvernement français qui nous font l'honneur d'assister aujourd'hui à notre leçon, et de venir étudier l'état de la médecine en Russie, ne sont pas des étrangers pour nous; il nous faut les honorer, comme le pays d'où ils viennent, car ils sont de la patrie des Laennec, des Bichat, des Andral, des Cruveilhier, des Claude Bernard, des Pasteur, et de tant d'autres! »

Ces paroles dites d'une voix forte et vibrante, le professeur frappe vigoureusement dans ses mains. Les étudiants se lèvent tous, ils applaudissent plusieurs fois, comme j'ai rarement entendu applaudir. Et moi, confus et fier de tant d'honneur fait à mon pays, à mille lieues de lui, je suis profondément ému. Des larmes mouillent et obscurcissent mes yeux, je me précipite vers le professeur, je lui serre les mains, ne pouvant dire que ce seul mot: « Merci! » M. Zaccharine qui semble partager notre émotion, se lève encore, et portant la main à sa poitrine, s'écrie: « Et tout ce que je viens de dire, sort de là, du cœur! » Tous les élèves sont debout, battant des mains, et quand le silence succède à de nouveaux applaudissements, je m'approche du professeur et lui dis: « Maintenant que « je suis moins troublé, je vous remercie, non seulement en notre « nom, mais aussi et surtout au nom de mon pays que je n'ai « jamais été aussi heureux et aussi fier de représenter qu'aujour-« d'hui. »

Et les applaudissements de recommencer de plus belle, et de nous accompagner encore jusqu'à notre sortie...

Le soir même, le *Messager de Moscou* rendant compte de nos visites dans les hopitaux, faisait allusion à cette scène inoubliable.

*
* *

Jamais, ne le pensez-vous pas, mon cher Lesguillons qui aviez le bonheur d'être là et de pouvoir partager ces douces émotions, jamais cette scène ne sortira de notre mémoire. Nous n'oublierons pas la joie qui nous a envahis, lorsque le professeur Zaccharine a évoqué si éloquemment le souvenir et les gloires médicales de notre patrie.

La Patrie! son nom vibre toujours dans les cœurs, n'est-il pas

---

(1) Les étudiants en Russie n'ont le droit de faire aucune manifestation, même en applaudissements pendant les cours.

vrai, chers et aimables confrères de la Russie?... Nous l'aimons, nous la chérissons, malgré ses défaillances, malgré ses délires, malgré ses ivresses d'un jour. Et quand, loin d'elle, l'étranger nous la montre avec ses grandeurs et son génie, avec son passé glorieux et ses vivaces espérances, une indicible émotion fait battre nos cœurs, et des larmes — douces, celles-là, — mouillent nos paupières à son souvenir. Car, ainsi que dit le poète :

Nescio quâ natale solum dulcedine cunctos
Ducit, et immemores non sinit esse sui.

Je ne sais quel attrait au sol natal nous lie.
On le chérit toujours; jamais on ne l'oublie.

V. Moscou et Kremlin.

« Au-dessus de Moscou, il y a le Kremlin ; au-dessus du Kremlin, il y a le Ciel. »

Tel est le dicton populaire sur cette ville qui est à la fois un sujet d'admiration et de prodigieux étonnement pour l'étranger. Tous les écrivains qui l'ont vue, ont accumulé les épithètes sur les comparaisons, sans pouvoir jamais atteindre la vérité. Du reste, les termes de comparaison manquent absolument. Voyant mon enthousiasme, plusieurs amis m'ont adressé la question suivante : Alors, Moscou est plus beau que Paris, Saint-Pétersbourg ou Vienne ? Non, ai-je répondu, cette ville est belle, *autrement* que les autres.

Vous allez le voir, si vous voulez bien m'accompagner dans mes pérégrinations.

***

Montez avec moi au Kremlin situé au centre de la ville sur une légère colline. Là, déjà sur l'esplanade, un spectacle étrange et inconnu s'offre à vos regards : à vos pieds coule la Moskowa, large environ comme la moitié de la Seine, vous la voyez développer son fil d'argent en serpentant au milieu de la ville et au loin dans la campagne ; puis, de tous côtés, près de vous, c'est un entassement de palais et surtout d'églises aux coupoles innombrables. Montez alors à la tour d'Ivan Veliki, haute de 38 sagènes et demie (82 mètres), et alors le spectacle devient grandiose, extraordinaire, dépassant tout ce que vous avez pu voir. Moscou renferme plus de 300 églises ou monastères, et chaque église qui se respecte est surmontée au moins de quatre à six coupoles, quelques-unes en comptent même jusqu'à douze. Vous avez donc devant vous une grande ville de 900.000 âmes étendue sur une superficie de cent kilomètres carrés, avec sa forêt de flèches, ses 1500 coupoles, dômes, clochetons, rotondes ou campaniles de toutes les formes et surtout de toutes les couleurs : les unes dorées ou cuivrées, d'autres d'un bleu tendre ou foncé constellé d'étoiles argentées ou dorées, d'autres encore d'un vert tendre ou d'un vert bouteille, la plupart surmontées de grandes croix en or dont les bras sont reliés par des chaînettes élégantes. Ajoutez à cela presque toutes les maisons peintes de diverses couleurs, en bleu tendre, en gris bleuâtre, le plus souvent en rouge ou en rose saumonné, et vous aurez encore une idée incomplète de cette architecture polychrome en honneur dans la ville sainte. Car en Russie, à Moscou du moins, on n'aime pas cette patine sombre et noirâtre que le temps donne à l'extérieur de nos monuments, et on renouvelle leur robe de peinture dès qu'elle se défraîchit ou s'éraille.

*
* *

Voulez-vous maintenant avoir une vue d'ensemble de la ville et du Kremlin réunis ? Alors, prenez un *drojky* ou fiacre, si l'on peut appeler ainsi une voiture découverte, si petite qu'elle ressemble à une grande voiture de poupée, et si étroite qu'on est obligé, pour ne pas tomber, de passer le bras autour de la taille de son compagnon de voyage.

Mais les chevaux peuvent donner des leçons de rapidité aux rossinantes de nos fiacres parisiens, et en un clin d'œil, votre *ivostchik* (cocher) vous conduit à la fameuse « butte des moineaux » située à 1,500 werstes (environ deux kilomètres) de la ville. Dans votre parcours, vous constatez que Moscou n'est qu'une succession de villes ou de grands villages qui se sont formés excentriquement au fur et à mesure de son agrandissement : Au milieu, le *Kreml* ou *Kremlin* (qu'on doit prononcer *Kremline*) avec son enceinte crénelée ; puis, une nouvelle enceinte qui circonscrit le *Kitaïgorod* (ville du refuge, ou encore ville chinoise, le mot Kitaï en Russe ayant le sens de « centre » ; plus loin, le *Beloi-gorod* ou ville blanche ; encore plus loin, le *Zemlenoi-gorod* ou ville de terre, dont le nom rappelle le rempart de terre élevé à la fin du XVIe siècle, après l'invasion des Tartares de Crimée ; enfin, ce sont des faubourgs, de grands villages avec des jardins nombreux, avec des maisons bâties depuis peu de temps à l'européenne. Puis, après avoir traversé un canal et la Moskowa, nous sortons de la ville et nous arrivons après un kilomètre sur la butte des moineaux. Alors le coup d'œil est féerique : à droite le superbe couvent de Sainte-

Simone, au centre le Kremlin avec ses murs crénelés, ses tourelles, ses cent coupoles ; un peu à gauche, et dominant la ville de toute sa hauteur, l'église du Sauveur avec son dôme doré et scintillant au soleil ; partout, des coupoles aux mille couleurs ; à nos pieds, la Moskowa qui va baigner au loin les murailles du Kremlin. Alors, on comprend que le pinceau de l'artiste ou la plume de l'écrivain n'aient jamais pu donner une idée exacte de cette ville si étrange et si splendide à la fois, de cette « tiare de pierreries » posée sur un manteau d'hermine. Nous n'avons pas vu la neige, ce manteau d'hermine, mais nous avons vu l'écrin dont je veux énumérer, sinon décrire, les beautés resplendissantes. Quelques pas encore, et nous voilà sur le plateau de cette montagne, à l'endroit même où Napoléon venant de Smolensk, entouré de son état-major, vit pour la première fois et contempla l'ancienne capitale de la Russie.

« Arrivée au sommet d'un coteau — dit Thiers — l'armée découvrit tout à coup au-dessous d'elle, et à une distance assez rapprochée, une ville immense brillant de mille couleurs, surmontée d'une foule de dômes dorés resplendissants de lumière, mélange singulier de bois, de lacs, de chaumières, de palais, d'églises, de clochers, ville à la fois gothique et byzantine, réalisant tout ce que les contes orientaux racontent des merveilles de l'Asie..... A cet aspect magique, l'imagination, le sentiment de la gloire s'exaltant à la fois, les soldats s'écrièrent tous ensemble : « Moscou ! Moscou ! » Ceux qui étaient restés au pied de la colline se hâtèrent d'accourir ; pour un moment, tous les rangs furent confondus, et tout le monde voulut contempler la grande capitale, où nous avait conduits une marche si aventureuse. On ne pouvait se rassasier de ce spectacle éblouissant et fait pour éveiller tant de sentiments divers. Napoléon, survint à son tour, et saisi de ce qu'il voyait, lui qui avait comme les vieux soldats de l'armée, visité successivement le Caire, Memphis, le Jourdain, Milan, Vienne, Berlin, Madrid, il ne put se défendre d'une profonde émotion. »

Là, devait être construite une église que l'empereur Alexandre Ier, avait fait vœu d'élever en 1812, en actions de grâce de la retraite des Français ; commencée en 1817, elle ne fut pas terminée après huit ans de travaux en raison de la trop faible consistance du terrain. Mais cette église « du Sauveur » qui domine toute la capitale par son dôme élevé et étincelant, fut commencée en 1837, sous le règne de Nicolas Ier et inaugurée par Alexandre II.

* *
*

Maintenant, retournons au Kremlin, visitons ses monuments, ses églises, ses palais, dont la description complète est impossible, parce que, dit Théophile Gautier, « ils font douter la raison du témoignage des yeux ».

Ici, devant vous la cathédrale de l'Assomption *(Ouspensky sobor)*, une des plus antiques et des plus riches où l'on voit à l'entrée même, entre deux piliers, une large estrade destinée au couronnement des czars; à deux pas, l'église de l'Annonciation (*Blagovetschensky sobor*) où l'on baptisait et mariait les czars, et dans cette église, le trône d'Alexis Michalowitch (1613) le premier des Romanof, des images du prince Dimitri qui a sauvé la Russie des Tartares, des images offertes par Ivan le Terrible, il y a 600 ans, en l'honnenr de la prise de Kazan; à quelques pas encore, l'église des Archanges (*Arckangelski sobor*) où se trouvent tous les tombeaux des czars jusqu'à Pierre-le-Grand. Nous voyons là le tombeau d'Ivan le Terrible et de son fils qu'il tua dans un moment de colère.

Cette église est reliée au palais des czars par un grand escalier de 25 à 30 marches; c'est là le fameux « escalier rouge » (*Krasnoe Kriltsto*) où l'Empereur couronné apparaît une dernière fois au peuple pendant que les trois mille cloches de la ville sonnent à toute volée.

Les cloches, voilà encore le luxe de Moscou. La haute tour d'Ivan en renferme trente-et-une dont le poids va en progressant de 200 à 450 pouds (ou 6,367 kilogr., 400, le poud russe équivant à 16 kilogr. 372,) elles portent presque toutes des noms d'oiseaux ou d'animaux, et c'est ainsi que nous voyons le *medved* ou l'ours, le *Leved* ou cygne au premier étage; au 4e et dernièr étage, nous en voyons encore deux en argent données par Catherine.

En Russie, ces cloches sont tellement considérables qu'elles sont immobiles, et que, pour les sonner, il faut faire mouvoir directement le battant. La plus grosse ne sonne que cinq ou six fois par an dans les grandes fêtes, et comme le hasard nous a favorisés en nous permettant d'assister le samedi à la fête des 4 saints, Jonas, Pierre Jean et Thomas, nous avons entendu cette cloche avec sa sonnerie lugubre à laquelle ont répondu presque toutes celles de la ville,

C'est ainsi qu'à la veille de Pâques à minuit, le gros bourdon annonce la Résurrection, et quelques minutes après ce signal, toutes les autres cloches emplissent l'air de leurs carillons.

Au pied de la tour d'Ivan, se trouve la reine des cloches le « *tsar Kolokol* » haute de 21 pieds russes (soit 6 mètres 40 cent.) et pesant plus de 150.000 kilogr. ; elle a été fondue sous le règne de l'impératrice Anne en 1733 ; son poids est si considérable qu'elle ne put être suspendue et qu'elle retomba lourdement pour s'enfonçer dans la terre où elle resta engloutie pendant 130 ans. C'est un Français, Ricard de Montferrand, l'architecte de Saint-Isaac à Saint-Pétersbourg, qui parvint à la placer sur le socle où nous la voyons aujourd'hui. A côté d'elle, est placé un énorme fragment de bronze qui s'est détaché du monstre d'airain pendant sa chute. On peut pénétrer debout et sans baisser la tête par cette brèche largement ouverte à travers laquelle on aperçoit un énorme battant du poids de plus de 20,000 kilogr.

Plus loin, un canon monstre, le roi des canons *(tsar pouchka)* sur lequel on pourrait placer une table d'un mètre avec 4 chaises, fut fondu en 1585 et ne fut jamais tiré. Aussi, a-t-on pu dire : « Moscou possède le roi des canons qui ne tire pas, et la reine des cloches qui ne sonne pas. »

*
* *

Continuez votre marche, vous entrez sur la place Rouge, bordée à gauche par le *Gostini-Dvor*, sorte de bazar couvert rappelant les bazars arabes ; au fond, la cathédrale de *Vasili Blagennoi* ; en face, le musée du grand-duc héritier, et à droite l'enceinte du Kremlin. Au milieu de la place un peu à gauche, le groupe du boucher Minime et du prince Pojaski qui chassèrent les Polonais de la ville et sauvèrent leur patrie. Un peu en arrière et à gauche, une plate-forme ronde soutenue par un mur en briques, c'est le *Lobnoé miesto*, sorte de tribune qui autrefois a servi d'échafaud en face duquel Ivan-le-Terrible se plaçait. C'est là que les conspirateurs, les faux-monnayeurs, les débiteurs insolvables, les sacrilèges expiaient leurs forfaits ou leurs fautes. On raconte même que les médecins assimilés aux sorciers étaient exécutés en place publique quand ils ne guérissaient pas. La médecine moderne pourrait encore en frémir

Au fond de la place, les regards sont depuis longtemps attirés vers un monument d'aspect étrange, extraordinaire, c'est la fameuse église de Vasili Blagennoï qui renferme plus de dix-sept chapelles plus étonnantes les unes que les autres. C'est un assemblage de coupoles bulbeuses avec ses dômes taillés en pointes d'ananas, ses campaniles en formes d'artichauts, sa tour ressemblant à une asperge terminée par un potiron, le tout peint de couleurs criardes, en rouge vif, en bleu, en jaune, en vert tendre ou en vert pomme. C'est l'architecture du rêve, et c'est — dit Alexandre Dumas — le « rêve d'un esprit malade mis à exécution par un architecte fou. »

L'intérieur n'est pas moins bizarre ; avec sa succession de couloirs obscurs et tortueux, de galeries à basses arcades, de chapelles s'élevant jusqu'aux coupoles, de labyrinthes introuvables, de richesses presque invisibles et de sanctuaires sombres et mystérieux. Tout cela n'est pas beau, tout cela est incohérent, c'est l'asymétrie architecturale érigée en principe... Comment se fait-il qu'on ne peut passer et repasser devant cet étrange monument sans le regarder, et le regarder encore ? L'esprit est étonné, l'œil est ébloui, et après une année, à mille lieues du pays, j'en ai encore la vision ! Cette église, ou plutôt cette succession d'églises, fut construite en 1555 en actions de grâce de la prise de Kazan. Or, la légende raconte qu'Ivan le Terrible fit crever les yeux à l'architecte afin qu'il ne pût en élever une pareille dans un autre pays.

⁂

Non loin de cette église, on voit la porte sainte de *Spaskoi*, ornée d'un énorme cadran et surmontée de l'aigle à deux têtes tenant entre ses mains le sceptre et la sphère du monde. C'est là qu'un jour une image miraculeuse apparut et aveugla les Tartares qui voulaient s'emparer du Kremlin ; aussi, cette porte est-elle l'objet d'un culte spécial. Vous voyez tous les cochers ou piétons faisant plusieurs signes de croix ou se découvrir respectueusement lorsqu'ils passent sous la voûte. Il faut faire comme eux, il faut au moins vous découvrir si vous ne voulez pas vous exposer à la colère de la foule. C'est là encore, dit une autre légende, qu'un boulet frappant sur cette porte, rebondit en arrière pour tuer des Français en 1812, et lorsque Napoléon voulut la traverser la tête couverte, un violent coup de vent lui enleva aussitôt son chapeau.

A droite, en longeant la Moskowa, voici un palais de style mauresque et renaissance, surmonté d'une coupole dorée, mais qui forme un contraste saisissant avec l'architecture orientale des églises, des couvents, ou des autres palais. Plus loin, voici le « palai à facettes » (*Granovitaïa palata*) le palais diamanté, le nouvel arsenal, et le palais du Belveder. Dans le « palais neuf », construit il y a trente ans, vous voyez plusieurs salles superbes : celle de St-Georges avec lambris en marbre blanc et décorations en or et en émail, pouvant contenir 3,000 personnes ; celle de St-Wladimir, presque aussi grande, aux murailles de marbre rose ; celle de Saint-Alexandre Newski lambrissée d'or avec plafond aux étoiles d'argent ; enfin la salle du trône à colonnes ornées de la croix de Saint-André, au fond de laquelle se voit le trône impérial surmonté de l'œil de Dieu, entouré d'une auréole d'or et surmonté d'un dais majestueux.

Vous décrirai-je la salle du trésor ou salle d'armes (*Ouroujcy-naya Palata*) avec le trône du tzar Alexis Michaïlowitz, ses 876 diamants, et 1223 rubis, le trône d'Ivan IV, don du shah de Perse, avec ses 2000 pierres précieuses ; celui du tzar Boris Goudounof avec ses 2254 pierreries ; la couronne de la czarine Anne Ivanovna avec ses 2.500 diamants et rubis dont le plus gros vaut 60.000 roubles ; le sceptre d'or de Wladimir Monomaque avec 268 diamants, 300 rubis, 15 émeraudes ? Plus loin, voici la salle de la vaisselle des tzars, la salle des armures. Là, vous voyez un beau tableau représentant Alexandre Ier sur un superbe cheval et, en face de lui, quelle est donc cette statue en marbre qui, au fond de la salle, représente un empereur romain à la figure pensive et expressive à la fois ? Vous ne pouvez en croire vos yeux étonnés, et plus vous avancez, plus vous reconnaissez le masque césarien de Napoléon Ier. Il est là, en face d'Alexandre, à la place d'honneur, comme s'il présidait cette salle où sont accumulés tant de souvenirs. Et c'est ainsi que les Russes savent honorer leurs ennemis !

VI. Moscou à Saint-Pétersbourg. Berlin, Heidelberg. Strasbourg, à Paris.

Après notre visite d'adieu aux médecins ou chirurgiens de Moscou qui nous avaient fait un accueil si charmant, nous allons une dernière fois au Kremlin dans la journée, et le 19 octobre 1888, à 9 eures du soir, nous quittons la ville sainte pour St-Pétersbourg où nous arrivons le lendemain à onze heures du matin. Sur ce long parcours, durant lequel nous passons le Volga à Twer, les vill ne sont pas très nombreuses, et si vous jetez un regard sur la carte, vous voyez avec étonnement que la ligne ferrée de Moscou à Saint-Pétersbourg est presque complètement droite.

A ce sujet, on raconte une histoire intéressante qui montre bien le caractère autocratique de l'empereur Nicolas. Ce dernier avait ordonné la construction d'une voie ferrée devant relier St-Pétersbourg à l'ancienne capitale de la Russie. Deux années se passent, et le chemin de fer n'était encore qu'à l'état de projet, parce que les ingénieurs étaient divisés sur les divers endroits par lesquels il devait passer. Le tzar s'informe, puis s'irritant de ces retards, il se fait apporter une carte de son empire ; il prend une règle, trace une ligne droite de Moscou à Pétersbourg. « C'est là, dit-il, que passera le chemin de fer. » Les ingénieurs durent s'incliner ; ils se mirent à l'œuvre, et malgré toutes sortes de difficultés, sans se préocuper de desservir plusieurs villes situées dans le voisinage, ils construisirent assez rapidement cette voie ferrée.

* * *

Nous voici le 20 octobre à St-Pétersbourg, où nous descendons à l'hôtel de l'Europe, dans le centre de la ville, tout près de la belle perspective Newski.

Je ne perdrai pas mon temps à décrire Saint-Pétersbourg, « cette fenêtre ouverte sur l'occident, » comme disait Pierre le Grand ; cette ville est connue, et ressemble par beaucoup de points aux villes européennes. La Néva, fleuve unique en son genre, est magnifique avec ses grandes îles qu'elle forme et qui deviennent des habitations charmantes pendant l'été. La cathédrale d'Isaac est une des plus belles et des plus grandioses que l'on puisse voir, et Saint-Pétersbourg renferme au musée de l'Ermitage, une des plus belles collections de Rembrandt.

Pendant les trois jours que nous sommes restés dans la capitale de la Russie, nous avons reçu des médecins l'accueil le plus charmant, dont je tiens à remercier encore de loin, les professeurs Manasséin, Slavjanski, les docteurs Bogojawlenski, Wassilief, Mendelsohn, etc.

***

Le 24 octobre nous partons de Saint-Pétersbourg à 1 heure 30 pour Berlin où nous arrivons le surlendemain 26 octobre à 6 heures du matin après 41 heures passées en chemin de fer. Nous restons deux jours à Berlin, puis nous visitons Nuremberg, Heidelberg, Strasbourg où nous restons le 2 et le 3 novembre, et nous rentrons enfin à Paris le 4 novembre après avoir parcouru en 28 jours l'Autriche, la Pologne, la Russie et l'Allemagne.

L'accueil que nous avons reçu en Autriche a été ce qu'il devait être : poli et courtois. Il est vrai que nous n'avons pas rencontré le célèbre Billroth ! Je remercie de leur gracieuse réception MM. Schroetter et son élève Koller, Politzer, Basch etc. Nothnagel nous a reçus presque aimablement, on ne peut pas en demander plus à un gallophobe.

En Allemagne, à Berlin, comme à Heidelberg, nous avons été accueillis avec amabilité, et je tiens à remercier MM. les professeurs Leyden, Bergmann, Liebreich (de Berlin), Erb et Czerny (de Heidelberg), le Dr Renvers, chef de clinique du Dr Leyden, le Dr Fraenkel, privat docent et chef du laboratoire du professeur Koch.

Nous avons été voir le professeur Olshausen, un gynécologiste doublé, paraît-il, d'un gallophobe ; ce médecin nous a reçus sans nous adresser une seule fois la parole pendant tout le cours de sa visite aux malades du service. Il n'a pas même l'excuse d'ignorer la langue française, puisque l'un de nous lui a fait l'honneur de lui parler en allemand. Mais, je prie mes lecteurs de ne pas en vouloir à Olshausen : ce grand esprit ne savait pas, il n'avait pas appris que lorsque des étrangers font à un médecin l'honneur de visiter son service, celui-ci se doit à lui-même et même à son pays e les recevoir avec politesse, sinon avec courtoisie.

*
* *

Je ne veux rien dire de notre séjour à Strasbourg...

J'ai vu le professeur Naunyn, venu de l'université de Kœnigsberg pour remplacer le professeur Kussmaul.

Vous raconterai-je à ce sujet une histoire ?

Le professeur Naunyn nous expose un procédé qu'il a découvert pour reconnaître sûrement le siège des tumeurs de l'abdomen, et à l'appui de sa théorie, il montre à l'un de nous une malade au sujet de laquelle il « a établi un diagnostic certain, différent de celui qui avait été porté par Kusmaül. » Il nous prie de l'examiner et de donner notre avis. Grande émotion de notre part ! Le professeur et les élèves en assez grand nombre, attendaient avec un certain air de malice la solution du problème. Enfin, le diagnostic de cancer de la rate et de l'épiploon fut, si je ne me trompe, porté par l'un de nous... Quelques mois se passèrent, la malade mourut, le diagnostic français fut, parait-il, confirmé de point en point, et cela même sans l'intervention du procédé fameux de Naunyn. A Strasboug, paraît-il, — les Strasbourgeois sont sans pitié —, on a raconté très malicieusement cette histoire dont l'écho m'est parvenu... Décidément, me suis-je dit, le Laënnec des maladies de l'abdomen n'est pas encore né de l'autre côté du Rhin !

*
* *

Mais je reviens à la Russie et je tire la conclusion de mon voyage. J'aimais les Russes avant mon départ, j'en suis revenu enthousiasmé. Un Français est heureux de rencontrer au loin un peuple qui aime la France, et la réception que nous avons reçue dans ce pays ne sortira jamais de ma mémoire. On a beaucoup parlé, on parle encore d'une alliance franco-russe. Cette alliance ne se fera pas.... sur le papier, parce qu'elle est faite depuis longtemps dans les cœurs, parce qu'ele est naturelle, parce qu'elle est dans la force des choses. Elle n'a donc pas besoin d'être écrite, et elle est plus forte que toutes les triples ou quadruples alliances ; car il ne faut pas oublier qu'il y a de par le monde politique des alliés qui ne sont pas amis, tandis qu'il y a beaucoup d'amis qui n'ont pas besoin de s'allier.

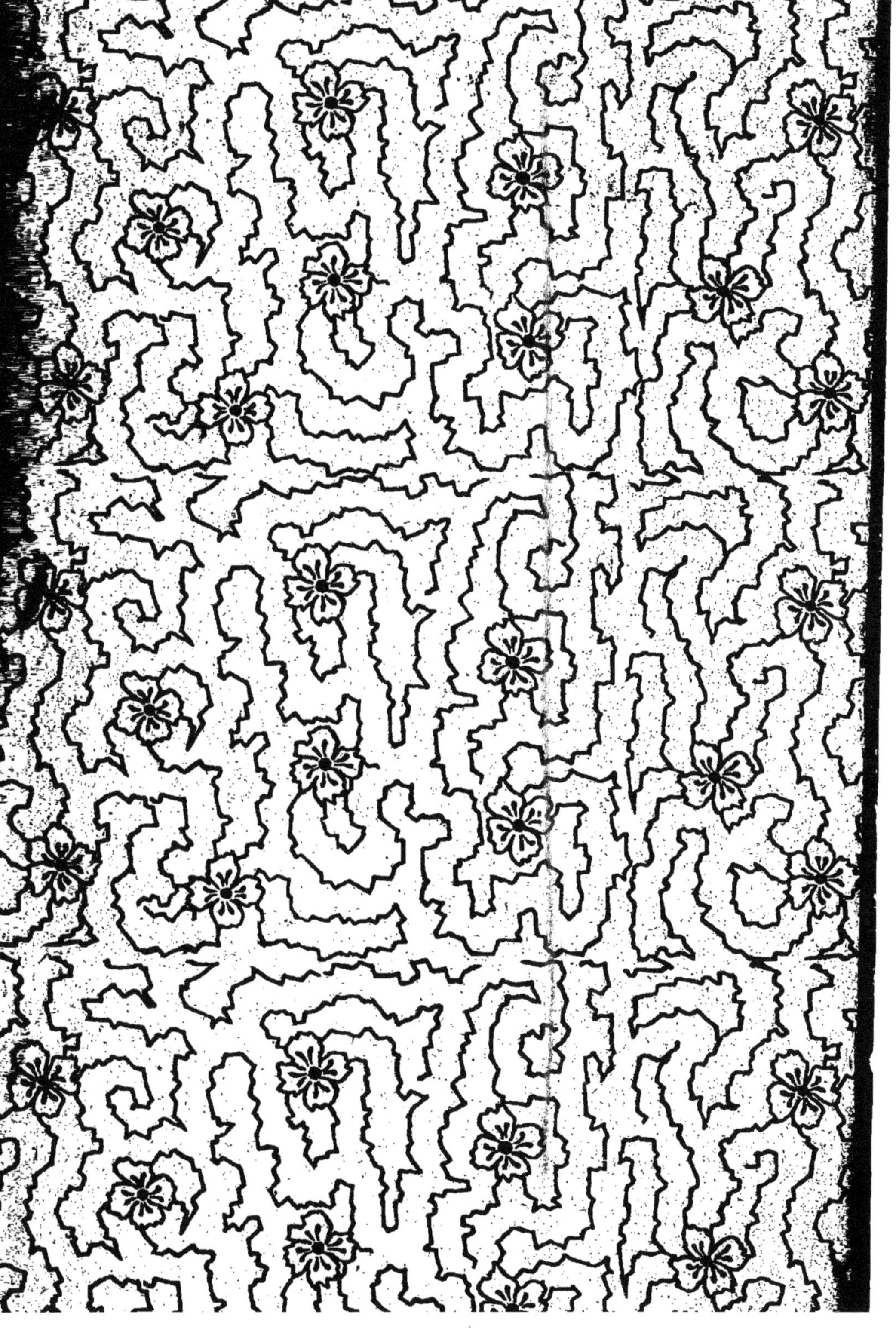

www.ingramcontent.com/pod-product-compliance
Ingram Content Group UK Ltd.
Pitfield, Milton Keynes, MK11 3LW, UK
UKHW020204200726
13856UKWH00003B/1194